新生儿

症状评估及护理实践

主　编　万兴丽　胡艳玲

副主编　郭雪梅　李　霞

人民卫生出版社

·北　京·

图书在版编目（CIP）数据

新生儿症状评估及护理实践 / 万兴丽，胡艳玲主编.
北京 ：人民卫生出版社，2025. 8. -- ISBN 978-7-117
-38446-9

Ⅰ. R722. 1；R473. 72

中国国家版本馆 CIP 数据核字第 2025W5A599 号

人卫智网	www.ipmph.com	医学教育、学术、考试、健康，购书智慧智能综合服务平台
人卫官网	www.pmph.com	人卫官方资讯发布平台

新生儿症状评估及护理实践
Xinsheng'er Zhengzhuang Pinggu ji Huli Shijian

主　　编：万兴丽　胡艳玲
出版发行：人民卫生出版社（中继线 010-59780011）
地　　址：北京市朝阳区潘家园南里 19 号
邮　　编：100021
E - mail：pmph @ pmph.com
购书热线：010-59787592　010-59787584　010-65264830
印　　刷：北京铭成印刷有限公司
经　　销：新华书店
开　　本：710 × 1000　1/16　　印张：11
字　　数：197 千字
版　　次：2025 年 8 月第 1 版
印　　次：2025 年 9 月第 1 次印刷
标准书号：ISBN 978-7-117-38446-9
定　　价：45.00 元
打击盗版举报电话：010-59787491　E-mail：WQ @ pmph.com
质量问题联系电话：010-59787234　E-mail：zhiliang @ pmph.com
数字融合服务电话：4001118166　E-mail：zengzhi @ pmph.com

编　者

（以姓氏笔画为序）

万兴丽（四川大学华西第二医院）
王　媛（四川大学华西第二医院）
王　露（四川大学华西第二医院）
王艺锦（四川大学华西第二医院）
王佳凡（四川大学华西第二医院）
王雪娟（四川大学华西第二医院）
石　晶（四川大学华西第二医院）
白珍华（四川大学华西第二医院）
朱友菊（四川大学华西第二医院）
朱成辉（四川大学华西第二医院）
苏　昕（四川大学华西第二医院）
苏绍玉（四川大学华西第二医院）
杜娜娜（四川大学华西第二医院）
李　霞（四川大学华西第二医院）
李小文（四川大学华西第二医院）
李雯漪（四川大学华西第二医院）
吴　容（四川大学华西第二医院）
吴小红（四川大学华西第二医院）
吴耀华（四川大学华西第二医院）
张　智（四川大学华西第二医院）
张　静（四川大学华西第二医院）
张美玲（四川大学华西第二医院）
陈　琼（四川大学华西第二医院）
陈春燕（四川大学华西第二医院）
陈秋菊（四川大学华西第二医院西藏医院 / 西藏自治区妇产儿童医院）
陈涛蓉（四川大学华西第二医院 / 四川省儿童医院）
武春秀（四川大学华西第二医院）
易晓芸（四川大学华西第二医院）
周定琼（四川大学华西第二医院）
周敬华（四川大学华西第二医院）
郑　文（四川大学华西第二医院）
赵　媛（成都高新区妇女儿童医院）
胡艳玲（四川大学华西第二医院）
郭雪梅（四川大学华西第二医院）
唐　军（四川大学华西第二医院）
唐小丽（四川大学华西第二医院）
曹潇逸（四川大学华西第二医院）
蒋　敏（四川大学华西第二医院）
程　红（四川大学华西第二医院 / 成都高新区妇女儿童医院）
曾靓妮（四川大学华西第二医院）
蒲玲菲（四川大学华西第二医院）
熊皓岚（四川大学华西第二医院）

主编简介

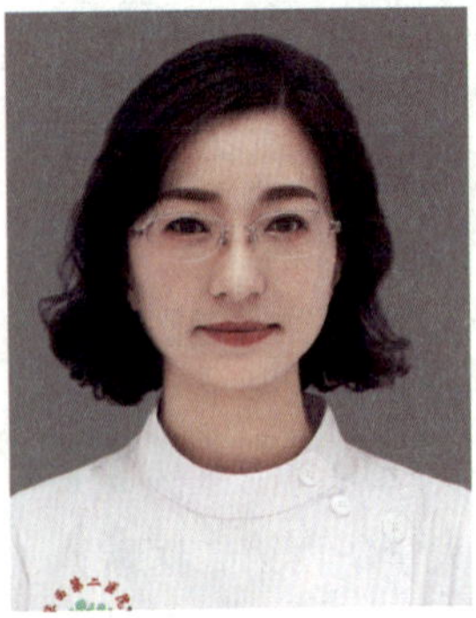

万兴丽

循证医学博士，副主任护师，四川大学华西第二医院护理部副主任，四川大学华西护理学院硕士研究生及本科授课教师。中国医药教育协会新生儿护理分会副主任委员，中华护理学会循证护理专业委员会委员，四川省医学科技创新研究会妇幼护理创新专业委员会主任委员，四川省护理学会循证护理专业委员会候任主任委员，四川省生物信息学学会智慧医学教育分会第一届委员会常务委员。

从事儿科及新生儿科临床护理、护理管理、护理教学及护理研究工作多年，曾先后到上海儿童医学中心、美国辛辛那提大学附属医院及辛辛那提儿童医院访问学习。

以第一作者及通信作者在 SCI、Medline 及核心期刊发表论文 30 余篇，以第一执笔人身份完成指南编写及发表 1 部，主编及参编专著 6 部，获授权国家专利 8 项。主持及参与课题 7 项，作为项目负责人获省部级课题 4 项。曾获第一届四川省护理学会科技奖成果推广类一等奖，四川省医学科技奖（青年奖）二等奖，四川省医学科技奖成果推广类三等奖，四川大学新时代医学教育“三全育人，五育并举”优秀成果奖。

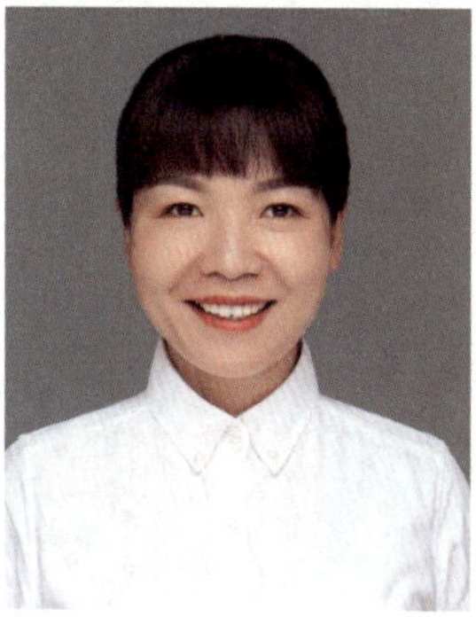

胡艳玲

硕士，副主任护师，四川大学华西第二医院新生儿科护士长，四川大学华西护理学院本科授课教师。四川省“卫生健康英才计划”中青年骨干人才；中国妇幼保健学会助产士分会新生儿学组委员，四川省护理学会院内感染管理专业委员会常务委员，成都护理学会儿科专业委员会主任委员，成都护理学会静脉输液专业委员会常务委员，成都市妇幼健康学会临床合理用药专业委员会委员。

从事新生儿科临床护理、护理管理、护理教学及科研工作多年，曾赴美国辛辛那提儿童医院及沃尔夫森儿童医院访问学习。

在SCI、Medline及核心期刊发表论文30余篇，主编及参编专著10余部，主持及参与省部级及校级课题8项，参编指南4部、团体标准1个，获授权国家专利20余项。以第一完成人获四川省护理学会首届科技奖成果推广类一等奖，四川省医学（青年）科技奖三等奖。获四川大学新时代医学教育“三全育人，五育并举”优秀成果奖。曾荣获成都市优秀护士、四川大学十佳护士等称号。

序

“症状”是患者临床问题的最直观表现，针对其评估、诊断及鉴别诊断症状，国内医学界已有诸多深入探讨。然而，在新生儿这一特殊群体中，作为首要照护者的护理人员，如何敏锐捕捉“症状”，实现高效、准确的病情评估，进而为医生的诊疗决策及护理干预方案提供全面而有价值的整合信息，其重要性不言而喻。遗憾的是，目前护理领域相关专著对此鲜有详尽论述。

“评估”是护理程序的开端，也是护理内涵的重要部分。本书正是针对新生儿病情评估方面护理人员面临的痛点和难点，巧妙地将“是什么”“为什么”及“怎么做”的临床思维移植入护理程序中的评估环节，赋予了评估环节新的深度与意义。

相较于传统的医学症状诊断类书籍，本书独具特色：首先，本书编写采用第一人称视角将读者带入症状发生的当下，激发读者阅读的兴趣；其次，本书通过评估—分析—处理的逻辑推进，还原症状发生的现在、过去及未来，吸引读者深入探究；再次，本书创新性地提出了结构化的推理过程，将抽象的临床思维过程具象化，为读者呈现出抽丝剥茧找到症状的“罪魁祸首”的“探案感”，既提升了读者的阅读体验，也让读者有最大程度的获得感。本书故事性强，代入感深，在诸多医学专著中独树一帜，令人耳目一新。

该书的编著与出版，旨在为广大新生儿护理人员提供一本集实用性、指导性与创新性于一体的专业参考书，助力其提升病情评估能力，优化护理干预措施，进而推动新生儿护理质量的全面提升。同时，本书也是对我国新生儿护理领域学术研究与实践探索的一次重要贡献。

本书的两位主编均系新生儿护理领域的资深专家，具有丰富的理论与实践经验。她们结合我国新生儿护理专业发展的时代要求，对护理人员的成长与职业规划形成了深刻的见解。在她们的带领下，所在医院的新生儿护理团队在护理质量提升、人才培养、学科发展等方面取得了显著成就。新生儿护理人员的核心能力水平是确保新生儿护理质量与安全的关键因素。本书不仅为护理人员提供了宝贵的学术见解与实践指导，更为推动新生儿护理领域的持续发展与进步贡献了重要力量。

中国医师协会新生儿科医师分会会长

2025 年 1 月

前 言

护士岗位胜任力培训是目前护理领域人才培养关注的核心议题。其中，病情评估能力和评判性思维能力不仅是护士岗位胜任力的重要组成部分，更是发展护士其他岗位胜任能力的重要基石。护士具备这些能力需经过解构能力要素、设置能力训练课程、结合临床实践刻意练习等过程。但纵观现有的研究，大部分集中在研究护士核心能力的组成要素，缺乏根据要素设置训练课程及提供可供复制的方法论。因此，编撰一本系统阐述护士评估能力提升及理论与临床实践结合的护理专著，显得尤为迫切且意义重大。

本书在汲取症状诊断与鉴别诊断相关专著精髓的基础上，深度融合了编者在新生儿护理领域的长期临床实践、培训与管理经验。全书围绕三大核心章节展开：第一章详尽阐述了核心能力的构成框架、剖析了新生儿护理临床实践中常见的评估挑战，并提出了针对性的课程设置方案，旨在全面提升新生儿科护士的评估能力；第二章系统介绍了当前主流的症状评估方法，为读者提供了丰富的评估工具；第三章则通过精心挑选的 16 个典型临床症状案例，生动展现了症状评估方法的实践应用，使读者能够直观理解并掌握评估技巧。

本书主题鲜明，聚焦于症状评估，将方法论与实践应用紧密结合，旨在成为一本实用性强、指导价值高的工具书。在编写手法上，本书打破了常规的叙述性编写方法，以发现症状的临床真实情境为切入点，以“是什么”“为什么”“怎么做”的临床思维为主线，清晰地展现了评估患者症状、推断症状原因、提出精准的护理干预措施解决问题的闭环全过程。

本书基于主编所在医疗机构对护士评估能力的理论探索及长达六年的实战培训及临床实践成功应用经验而成，不仅可作为新生儿科护士评估能力、评判性思维能力等两大核心能力的培训用书，亦可作为新生儿科专科护士与规范化培训护士的培训参考图书。同时，对于护理管理者在其他专科领域进一步探索其他岗位胜任力的培养模式，本书也提供了有益的参考。

本书为首次出版，书中难免存在疏漏之处，恳请广大读者积极反馈、批评指正，以便在今后的再版过程中不断完善。

在本书编写过程中，我们参考并引用了众多书籍和论文的内容，没有这些先驱研究者的辛勤耕耘，本书也难以成形。在此，我们向他们表示衷心的感谢和崇高的敬意。

万兴丽　胡艳玲

2025 年 1 月

目录

第一章 绪论

第一节 护士核心能力构建的现状

一、护士核心能力的构成

（一）护士核心能力的含义

护士核心能力指的是护理人员从事护理工作所必需的综合能力，分为通科护理核心能力和专科护理核心能力。护士核心能力反映医院护理的整体水平，护士须具备核心能力才能保障护理质量和安全。

（二）护士核心能力的构成要素

1. 护士核心能力构成要素界定　1986 年，美国护理学院学会制定了“护理专业本科教育标准”，1988 年对该标准重新修订，指出护士核心能力包括评估能力、技术能力、评判性思维能力和交流能力。2003 年，国际护士会首次提出通科护士核心能力的基本框架，将通科护士的核心能力分为 3 个版块（护理服务和管理；专业、伦理和法律；专业可持续发展）和 8 个要素（基本护理原则、责任感、法律、伦理、专业发展、领导与管理、质量改进和继续教育），其中，基本护理原则包括评估、计划、实施、评价、健康促进、治疗性交流和人际关系。2004—2005 年，澳大利亚护士和助产士协会制定了护士核心能力标准，分为 4 个维度：专业实践、评判性思维和分析、护理服务和合作、合作性和治疗性实践，其中护理服务和合作包括系统和整体的评估，与相关工作人员共同制订护理计划等。2003 年 12 月我国教育部、卫生部联合发布了《三年制高等职业教育护理专业领域技能型紧缺人才培养指导方案》，首次提出中国护士核心能力的概念，认为护士核心能力是护理教育应着重培养的、护理专业人员必须具备的最主要的能力，包括掌握规范的护理基本操作技术、对护理对象实施整体护理、对常见病和多发病病情及用药反应的观察、对急危重症患者进行紧急处理和配合抢救、具备社区护理和老年护理等专业方面的能力。2006 年，学者刘明等构建了我国注册护士核心能力框架，包括 7 个维度：批判性思维和科研、临床护理、领导能力、人际关系、法律和伦理实践、专业发展、教育和咨询。其中，临床护理维度包含了全面评估护理服务对象的身、心、社会及精神方面的健康状态。

2. 护士核心能力构成要素的差异　纵观现有研究，对护士核心能力构成要素的界定尚有差异，各自的侧重点有所不同，部分研究认为核心能力主要包括知识、技能、态度、价值观、个人特征几个方面，部分研究强调知识、技能、态度，但至少为临床培养护士的核心能力及标准提出了可参考依据。

二、新生儿科护士核心能力的构成

1. 新生儿科护士核心能力的构成要素　新生儿科护士核心能力的现有研究较少，暂未形成新生儿科护士核心能力的标准化界定。国内研究者较多使用研究者刘明构建的中国注册护士核心能力框架作为新生儿科护士核心能力的要求，包含“批判性思维和科研、临床护理、领导能力、人际关系、法律和伦理实践、专业发展、教育和咨询”7 个维度，其临床护理维度包含了“全面评估护理服务对象的身、心、社会及精神方面的健康状态”条目。此外，部分学者也将“解读新生儿行为特征”“观察、评估、计划护理工作”作为护士的核心能力的组成部分。

2. 新生儿科护士具备评估能力的重要性　护士核心能力的相关研究均强调了评估能力的重要性。20 世纪 90 年代美国科罗拉多大学护理学院提出的护士核心能力更是将“评估和干预能力”放在了第一位。另外，评估在整体护理程序中排位第一。有效的评估是确定护理诊断、制订护理计划、实施护理干预的必要前提和重要基础。护士作为临床一线评估患儿病情的重要人员，其病情评估能力直接影响着患儿的医疗护理质量，关系着患儿的结局。

随着新生儿学的不断发展，需要有一支高素质护理队伍来适应并推动新生儿护理学的发展。新生儿及婴幼儿不能通过语言表述自身状况，只能通过生命体征的变化、各种症状体征表现向外界传达病情变化的信息。新生儿疾病的症状表现也可能不典型，其机体代偿能力弱、病情进展快，若病情评估不及时很有可能带来不良后果。这些都为医护人员的病情观察带来一定挑战。护士与新生儿密切接触，不仅是医嘱的执行人，更是新生儿的代言人。因此，新生儿科护士只有具备良好的病情评估能力，才能为新生儿提供高效精细的护理服务，才能最大程度保证住院新生儿的安全，促进其疾病恢复。

（陈涛蓉　胡艳玲　万兴丽）

第二节　护士评估能力培训体系构建

一、提升护士评估能力的培训课程设置思考

护士传统的病情评估方法多为基于既往临床工作经验的病情观察，缺乏系统的病情评估思路，容易评估不全面或者评估不及时，从而延误医疗处置，可能为患者带来不良后果。提高病情评估能力的培训应作为新生儿科护士培训的必备项目，如何设置培训课程是我们需要思考的问题。

1. 对病情观察的再思考　临床上，患儿的病情变化体现在外在临床表现和内在病理变化。外在临床表现即患儿的症状；内在病理变化即无法直接观察到的表现，需通过辅助检查呈现。医务人员能快速获取的病情变化是患儿的症状，护士实施病情观察评估即针对症状的观察。但病情观察若仅限于对症状的观察，往往容易忽略症状背后的发生原因，这会导致护士的临床病情观察评估处于被动状态。因此，拓展护士对病情的评估范畴，不仅包括对患儿的症状评估，还应包括评估患儿内在变化，收集相关病史信息，从而进行症状原因的初步推断。这是对病情观察更深入的理解。

2. 对建立评估思维的再思考　传统的临床疾病理论学习模式是从已知某一疾病入手，通过学习疾病的病因、临床表现、诊断、治疗、护理来全面了解某一疾病。这种学习模式能够帮助学生从整体上学习某一疾病，是护士进行病情评估的基础。但是，临床实践学习患儿的疾病诊治过程与之相反。在疾病诊断之前或出现病情变化之时，患儿均以出现症状为先。不同的疾病又可能具有相同或相似的症状表现，如果缺乏评估思维，护士难以进入自主评估及分析判断的临床思维模式，也阻碍了进一步提升评估能力的可能。从症状入手的学习方式似乎更符合临床工作情境。由此，我们设想将“从疾病到症状”的学习方式翻转为“从症状到疾病”的学习，通过从某一症状入手，评估该症状的表现，罗列该症状所有可能的理论病因，搜集相关临床信息，进行病情评估、病因推导，帮助护士建立评估思维及临床思维，促进护士临床评估行为的养成，有助于护士实施更细致的病情观察，为患儿的诊疗计划提供更可靠的临床信息，也达到提升病情评估能力的目的。

二、构建护士评估能力培训体系

有效评估的前提是知晓常见症状的病因，掌握评估方法、体格检查技能、信息收集和筛选方法、辅助检查结果解读方法，并灵活应用。这些既是构成

新生儿科护士评估能力的要素，也成为新生儿科护士评估能力培训体系构建的重要内涵。

基于对病情观察及评估思维的再思考，我们尝试构建的评估能力培训体系包括四个阶段。

第一阶段是症状评估的培训课程，包含了常见症状、评估方法的应用。根据《实用新生儿学》和临床工作经验，本书总结了16个常见症状，包括呼吸暂停、发绀、呼吸困难、腹胀、呕吐、喂养不耐受、便血、贫血、休克、反应低下、抽搐、发热、低体温、紫癜、哭闹、黄染。在本阶段，培训以上述症状为基础，将评估方法反复运用，帮助护士深刻认识评估方法的含义和运用的要点，培养护士的评估习惯。

第二阶段是体格检查培训课程。基于最新版《诊断学》列举的体格检查方法，结合新生儿体格检查特点及常见疾病谱，确定体格检查培训内容，包括全面体格检查、重点体格检查、四个系统（呼吸系统、消化系统、神经系统和循环系统）体格检查技能强化等，组成体格检查培训课程，用以扩展和提高护士通过体格检查获取信息的全面性和准确率。

第三阶段是辅助检查结果解读。临床上，读懂常见的辅助检查结果对于护士识别患儿病情、确定护理重点具有重要作用。因此，有必要在评估能力培训体系中纳入常见辅助检查结果的解读，包括血气分析结果解读、常见实验室检查结果解读、胸片和腹片的基础解读。

第四阶段是对所学知识和技能的综合应用和临床实践。通过床旁演练、案例分享等“内容输出”的形式，检验护士对整个评估能力体系知识和技能的认知和掌握情况，并形成个人的深刻见解，养成良好的评估意识和行为。

通过持续的评估能力培训结合临床实践，使护士掌握评估的科学方法、实施评估的流程和技巧，并不断积累和总结评估经验，有效提高新生儿科护士的评估能力。症状评估的应用和实践应贯穿整个评估能力培训体系。

（吴耀华 陈 琼 万兴丽）

第二章
症状评估方法及应用模型

第一节　症状评估方法

一、病情评估与症状评估

患儿因主诉就诊，主诉即为症状。患儿发生病情变化或异常状况时，通常通过症状表现，单一状况即单一症状，综合状态可能有多种症状并存。症状评估，即基于患儿发生的症状，评估分析症状的表现、特点、原因等，从而对患儿的病情做出判断的过程。病情评估包含的内容更丰富，包括了症状评估、实验室检查、辅助检查、病史收集等内容。通常情况下，护士评估病情需通过对患儿症状的观察，发现患儿的病情变化或异常情况。学会症状评估，对护士评估病情变化尤其重要。护士可以通过症状评估快速判断患儿疾病的严重程度，确定是否需要急救处理；通过对症状进行分析，了解患儿的疾病状况，有助于更细致地观察病情，实施更有针对性的护理，解决患儿健康问题。

二、病情评估的常见方法介绍

（一）儿科评估三角（pediatric assessment triangle，PAT）

儿科评估三角又称为“三角评估法”，是美国儿科教育和院前教育的基础课程，是用视觉（看）和听觉（听）对外观、呼吸和循环进行即时的快速评估，以迅速确定护理的紧迫性和护理管理重点。这种方法不需要借助心电监护仪、脉氧仪、听诊器等任何辅助设备，方便、快捷。“三角评估法”不是诊断评估，它的目的是确定心肺状态、神经系统功能和代谢状态的异常及严重程度，以指导初步紧急治疗。该方法要求从接触儿童的第一时间就开始评估，以形成对儿童比较全面的初步印象，快速判断儿童是否患病、是否处于紧急情况，帮助医护人员对急重症患儿的情况迅速做出正确的判断，适用于患儿入院时评估、入室评估和日常快速巡视。

1. 评估方法和评估项目

（1）外观（appearance）：外观反映的是患儿的整体感觉、精神神志有无异常改变。该项评估方法为看、听，必要时可予触摸和疼痛刺激，评估项目可用“TICLS”进行描述，包括肌肉张力和查体配合程度（tone）、互动性（interactiveness）、可安慰性（consolability）、注视或凝视（look or gaze）、说话或哭闹（speech or cry）。例如评估肢体是否活动自如，查体是否配合，有无异常姿势或体态，是否对外界环境保持警觉（例如眼神互动、视觉跟踪、疼痛反应），对外界环境是否有兴趣（例如奶汁、食物、以往喜欢的玩具等），能否和人正常地互动，有无异常、反复的哭闹，能否被人安抚，哭声是否强而有力等。异常的评估结果包括淡漠、反应低下或对外界无反应、哭声低弱或不哭，或是易激惹、哭闹不止、不能安抚、触痛和查体抗拒等。

（2）呼吸状态（work of breathing）：呼吸状态，或称呼吸功，是评估患儿呼吸状态是否正常，有无呼吸困难和缺氧等问题，识别是否需要给氧或呼吸机辅助通气。该项目主要采用看和听的方式进行评估，看有无异常的姿势（例如端坐呼吸或其他被动体位），有无三凹征（包括剑突下、肋间隙、胸骨上窝、锁骨上窝等位置的凹陷），有无鼻翼扇动和点头样呼吸等；听有无异常的呼吸音（例如呻吟、喘息、哮鸣音、声音嘶哑等），若无法发出声音可能提示气道梗阻。

（3）皮肤循环（circulation of skin）：皮肤循环反映外周及末梢的血液灌注情况和组织氧合情况，以提示休克、心力衰竭（简称心衰）等循环衰竭的情况等。该项目主要采用看的方式进行评估，异常的评估结果包括皮肤和黏膜颜色苍白、发绀、青灰、大理石样花斑等，以及皮肤凉。

2. 评估结果及解释 “三角评估法”的评估结果并非确切的评分，而是一个总体印象，根据异常的项目结果可以大致分为正常、脑功能障碍、呼吸窘迫、呼吸衰竭、休克代偿期、休克失代偿期和心肺衰竭等七项，并判定患儿状态为稳定、不稳定、不稳定且威胁生命，须给予适时的干预（表2-1-1）。

表2-1-1 三角评估的快速评估结果及解释

评估项目及结果			结果解释	患儿状态是否稳定
外观	呼吸状态	皮肤循环		
−	−	−	正常	稳定
+	−	−	脑功能障碍	不稳定
−	+	−	呼吸窘迫	不稳定
+	+	−	呼吸衰竭	不稳定，威胁生命
−	−	+	休克代偿期	不稳定
+	−	+	休克失代偿期	不稳定，威胁生命
+	+	+	心肺衰竭/心搏骤停	不稳定，威胁生命

注：“−”为良好，“+”为较差。

（二）初步评估法（primary assessment）

初步评估又称为“五角评估法”“ABCDE 评估法（ABCDE approach）”，包括对气道（airway）、呼吸（breathing）、循环（circulation）、神经系统功能障碍（disability）和暴露（exposure）的详细体格检查和评估（表 2-1-2）。初步评估后，根据生理异常情况将患儿的疾病严重程度分为五级，即危殆、危急、紧急、次紧急和非紧急（表 2-1-3）。初步评估法适用于入院后查体评估（了解病情）、晨间护理和病情变化时的评估，可在 1～3 分钟左右完成。

表 2-1-2　初步评估法评估项目及内容

评估项目	评估方法	评估内容
airway 气道	看	胸廓有无起伏
	听	呼吸声音和气流，有无异常气流的声音，能否说话或者发出哭声、咳嗽声
breathing 呼吸	看	呼吸频率（呼吸急促、呼吸缓慢）、呼吸动度，有无呼吸费力相关表现（鼻翼扇动、点头样呼吸、三凹征），有无呼吸暂停、周期样呼吸、呼吸不规则
	测	血氧饱和度（SpO_2）
	听	双肺呼吸音是否对称、粗糙，有无啰音或其他异常呼吸音
注：儿童可能会通过增加呼吸频率和辅助呼吸肌做功来维持氧合，但会迅速衰竭和恶化。SpO_2 低也可能表示周围灌注不良。SpO_2 异常升高可见于高铁血红蛋白血症和一氧化碳中毒		
circulation 循环	看	皮肤 / 甲床颜色：红润、欠红润、苍白、发绀、花斑
	听	心率、心律、心音强弱、心脏杂音
	测	血压、毛细血管再充盈时间 如果心率过快或过慢需要监测心电图
	摸	皮肤温度
disability 神经系统功能障碍	看	身体姿势，活动或运动有无不对称、异常 瞳孔大小及对光反射
	呼喊	对声音有无反应
	摸	肌张力和肌力 对疼痛刺激有无反应
exposure 暴露	看	全身是否有明显外伤，皮疹、出血等
	测	核心温度、血糖

表 2-1-3 初步评估法评估结果及处理

分级	紧急程度	描述	建议开始处置时间*	举例	备注
Level 1	危殆	有生命危险、需要立即处理的创伤	即刻	心搏骤停、严重呼吸衰竭、休克、惊厥、无反应、昏迷、气道梗阻、重度低体温	需要持续评估和干预以保持生理稳定
Level 2	危急	有严重健康问题、可能威胁生命	15min	中度呼吸窘迫，严重脱水、新生儿发热>38℃，吸入或摄入有毒物质，急性出血	任何新生儿均需要多重干预以防止病情进一步恶化
Level 3	紧急	有严重的疾病，但暂不威胁生命	30min	生命体征轻微改变，轻度脑损伤	因为危重病可能会表现为普通症状，并迅速变化，需要在处置中有计划地继续评估
Level 4	次紧急	病情稳定	1h	生命体征稳定、症状轻微的肺炎	
Level 5	非紧急	病情稳定	2h	清醒、生命体征正常、恢复期新生儿	

注：所有新生儿的异常情况都需要以维持其生理稳定为目的及时评估与干预。本表格中的"建议开始时间"是通过时间差的区别以体现病情的危急程度及干预急迫性，并非一定到该时间节点才进行处置。

初步评估法相较于三角评估法评估内容更全面，但评估耗时更长，也需要必要的检查设备，因未加入各类病史及检查信息的收集，例如既往史、家族史、实验室检查等，初步评估仍然不是全面评估。

（三）新生儿早期预警评分系统（newborn early warning score，NEWS）

1. 新生儿早期预警评分系统　英国学者 Roland 在儿童早期预警评分表的基础上，结合新生儿正常生理指标参考范围，对其进行项目和参数调整，形成了第一个新生儿早期预警评分系统，包括体温、呼吸次数、发出呻吟声、心率、皮肤颜色、意识状态六方面的评估。如果所有观察项目结果都是正常，则进行常规观察，即每 4 小时评估一次或在需要时评估；如有一项异常，则需要报告更高一级别的医疗人员，制订口头管理计划（verbal management plan），在 30 分钟内再次观察评估；如果有两项异常或一项明显异常，则需要立即详细评估和进一步处理。

2. 新生儿早期预警评分表　由于地区与人种的差异，不同国家和地区相继拟订了新生儿早期预警评分表，各评分表略有不同。我国也有学者制订了新生儿早期预警评分表（表 2-1-4），包含体温、心率、呼吸、呼吸窘迫、意识状态、餐前血糖六个条目。

表 2-1-4　新生儿早期预警评分表

观察指标	0分	1分	2分	3分
体温 /℃	36.0～37.4	37.5～38.0	<36.0 或>38.0	—
心率 /（次·min^{-1}）	100～159	160～179 或 80～99	180～219	<80 或≥220
呼吸 /（次·min^{-1}）	31～50	20～30 或 51～70	>70	<20
呼吸窘迫	无	—	有	—
意识状态	清醒 / 睡眠	激惹 / 昏睡	—	无反应
餐前血糖 /（$mmol·L^{-1}$）	2.0～5.9	1.1～1.9 或>6.0	<1.0	—

新生儿早期预警评分的目的在于快速识别潜在危重症患儿，特别是濒临死亡或急需转入重症监护病房者。虽然新生儿早期预警评分的具体内容尚未统一，但大部分均包括了心率、血氧饱和度、呼吸频率和意识状态、体温的评估。医护人员可使用新生儿早期预警评分系统进行病情观察并评分，根据不同的得分给予不同级别的医疗处理干预。

（四）病情评估框架

病情评估框架是一种系统评估病情的结构化方法。每一个护理决策都应建立在病情评估的基础上，但目前临床护士的病情评估多基于个体经验，未形成标准的病情评估流程，可能存在评估不全以致延误处理时机等问题。基于此，在借鉴美国国家急救医师学会创伤评估模式基础上，我院护理部研制了“ABCD+OPQRST”的病情评估框架（图 2-1-1），适用于患儿在住院期间发生病情变化时的评估，以帮助护士了解患儿具体发生的状况。

ABCD		OPQRST	
Airway	气道	Onset	部位/时间
Breathing	呼吸	Palliation	缓解/加剧
Circulation	循环	Quality	症状性质
Disability	意识	Related	伴随症状
		Severity	严重程度
		Time	持续时间

图 2-1-1　病情评估框架

1. “ABCD”评估　进行“ABCD”评估时，首先评估气道（airway）是否梗阻，再评估呼吸（breathing）的形态、频率、节律、有无辅助呼吸肌做功等，再评估循环（circulation），最后评估神经系统功能障碍（disability），重点评估有无意识障碍。“ABCD”评估的目的是识别患儿是否处于危及生命状态，若需要立即急救时，应先处理危及生命的“ABCD”问题，再就症状进行“OPQRST”评估。“ABCD”的具体评估内容及流程见表 2-1-5 及图 2-1-2。

表 2-1-5　“ABCD”评估项目

评估项目	观察要点	观察方法
airway 气道	气道有无梗阻	看：呼吸型态 听：呼吸的气流声音 问：询问发生事件
breathing 呼吸	呼吸型态 呼吸频率 呼吸节律	看：呼吸型态、呼吸节律、有无辅助呼吸肌做功 数：呼吸频率 听：呼吸音
circulation 循环	皮肤颜色和温度 心率 心律 心音 血压	看：口唇、皮肤颜色 摸：动脉、肢端温度 听：心率、心律、心音 测：血压、毛细血管再充盈时间
disability 意识	意识状态 瞳孔	询问 / 呼喊、拍打、疼痛刺激 看：瞳孔大小和形态

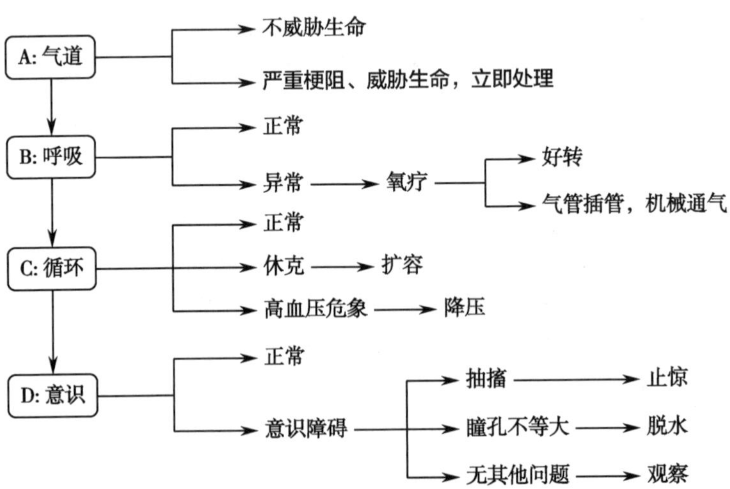

图 2-1-2　“ABCD”评估流程

2."OPQRST"评估　如果评估和处理完"ABCD"后患儿病情平稳，再进行"OPQRST"评估。"OPQRST"分别指症状发生的时间和/或部位（onset）、加剧和/或缓解因素（palliation）、症状性质（quality）、伴随症状（related）、严重程度（severity）、持续时间（time）；如果患儿只有局部问题，可以只使用"OPQRST"框架评估局部情况。

（五）四种评估方法的比较

以上四种病情评估方法均包括对患儿病情的快速评估和掌握。"三角评估法""五角评估法"和新生儿早期预警评分有助于准确、快速识别危重新生儿，迅速给予抢救措施，挽救患儿生命，避免病情迅速恶化而未识别。但这三种方法尚缺乏对患儿病情做进一步查证分析及后续处理的指引。病情评估框架除包含了对患儿病情的快速评估，还明确体现了患儿出现状况时应先考虑是否危及生命，是否做急救处理，同时也考虑到症状发生时需要有序评估更多有关症状的信息，从而帮助评估者更进一步了解患儿的病情。

针对患儿处于不同的住院阶段及评估目的，如入院时的快速评估、住院期间危重患儿病情变化的早期识别、住院期间新出现的病情变化的即刻评估等，护士可选择不同的评估方法判断新生儿生命状态是否稳定以及是否需要处理。但是，无论以上哪种评估方法，对患儿状况的了解都止步于外在身体表现的评估，尚未涉及指导护士如何根据症状发生的原因进行进一步的身体内部变化评估及相关病史信息收集，从而初步判断症状发生的原因，为医生提供更有价值的信息，协助诊疗。

因此，本书立足于临床最常见的场景，即住院患儿新出现的病情变化，从症状入手，选择病情评估框架对临床真实案例进行症状评估，了解患儿当下的状态，再逐层深入地收集病例信息并与症状发生的理论原因一一比对，分析和推断症状发生的真实原因，拟定正确且有针对性的护理措施。以这样逐步深入的方式带领护士进行临床症状评估，可帮助护士形成系统的临床评估思维，也为护理管理者培养护士具备病情评估能力提供可参考的方法。

（程　红　李小文　万兴丽）

第二节　基于病情评估框架的症状评估应用模型

一、临床中护士评估时常遇到的困惑

临床工作中常常遇到以下情形：一方面，有经验的护士总是能够敏锐地

察觉到患儿病情的变化，并迅速地推断出原因，为医生提出合理的建议，而经验不足的护士往往不能及时发现患儿病情变化、敏锐预测病情进展，或不能主动分析病情变化原因。另一方面，在对医生进行病情汇报时，欠缺经验的护理人员可能仅仅报告患儿发生的某单一症状，而忽略了对症状的性质、相关伴随症状、严重程度、持续时间等特点的更多了解，以至于未能提供更多相关重点信息，导致往返汇报，影响工作效率。如果护士不仅能汇报患儿发生的症状，还能一同汇报与之相关的临床信息，并提出自己对病因的推断，这将大大提高病情观察质量，提升工作效率，还能达到高效的医护合作，增强医护之间的信任感，也能提升护士的自我认同感、工作价值感和成就感。

因此，基于病情评估框架的症状评估应用模型旨在提供一个症状评估模型，护士可以使用该模型对患儿发生的症状进行评估，锻炼评估思维，从而提高自身的病情评估能力，提高临床工作效率和护理质量。

二、症状评估的三层含义

临床护士病情观察的能力水平有三个层次：第一，不能发现患儿发生了病情变化；第二，能发现患儿发生了病情变化，但不能判断病情变化的可能原因及应采取的处理措施；第三，不仅能发现病情变化，还能推断病情变化的原因，预见性提出处理措施，且随着专业知识和经验的积累，能力提升明显。

护士病情观察能力的三个层级对应症状评估的三层含义，根据 2W1H（即 what、why、how）的临床思维模式，症状评估的三层含义包括：第一，评估“患儿发生了什么状况”，需要护士具有一定的专业知识基础，并应用科学的方法开展评估；第二，推断“发生这个状况的原因是什么”，需收集相关病史信息，并汇总第一步的症状评估结果，再与该症状的理论原因一一比对、判断、筛选，分析最可能的病因，这是症状评估的核心部分；第三，判断“应该如何处理”，得到患儿的病因后，基于护理专业知识，针对性地给予护理措施甚至为医生的诊治提供建议。

三、基于病情评估框架的症状评估应用模型

（一）基于病情评估框架的症状评估逻辑

1. 病情变化的含义　认识患儿的病情变化，实则包括三个方面：第一，外在表现，即患儿发生病情变化时反映在身体外部的各种临床表现，即症状；第二，身体内部变化，即无法直接观察到的表现，需要通过辅助检查（实验室检

查、影像学检查等）呈现；第三，病史资料，这里指新生儿的既往史、家族史等与新生儿疾病表现有关的病史，与本次的病情变化有着内部关联。

2. 症状评估的逻辑　症状评估逻辑与评估流程详见图 2-2-1。

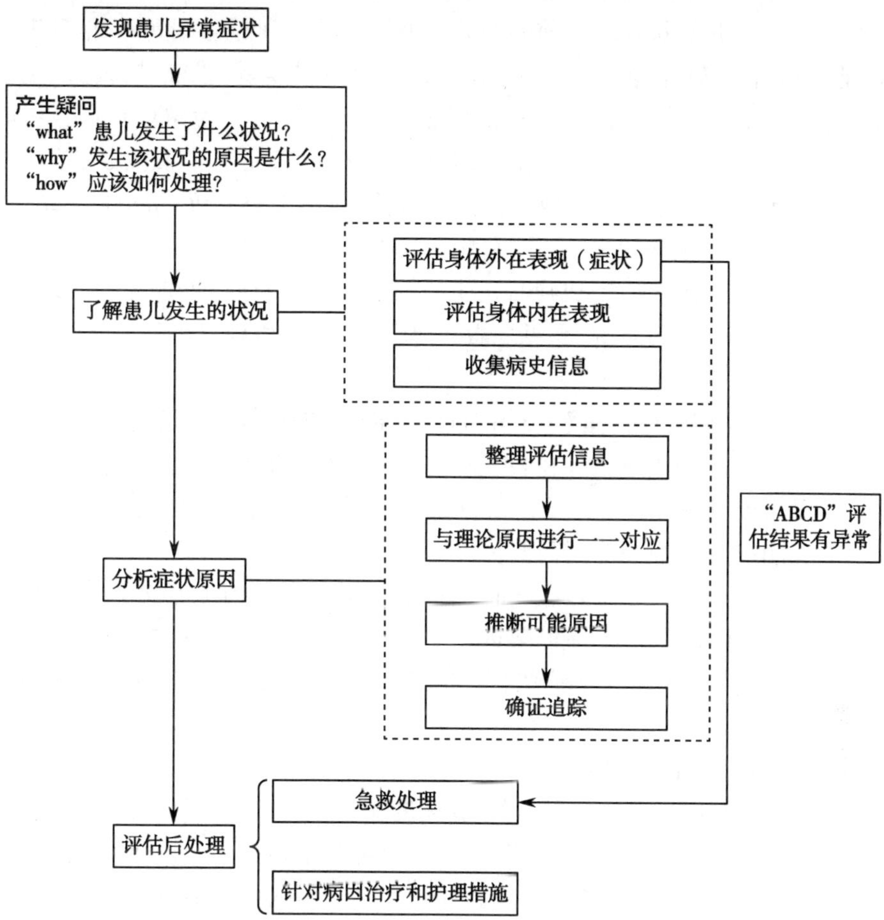

图 2-2-1　症状评估逻辑与评估流程

（1）发现患儿的症状时产生三个疑问：首次发现患儿的症状时，临床思维让我们产生三个问题。①该患儿发生了什么状况？如何评估？②发生该状况的原因是什么？③应该如何处理？这三大疑问，正对应了症状评估的三层含义。

（2）实施三步评估流程

1）评估身体的外部表现了解患儿发生的状况：首先，通过病情评估框架（ABCD+OPQRST）评估患儿的外部表现，立即处理可能危及患儿生命的

“ABCD”问题，再通过“OPQRST”描述患儿发生症状的特点和相关信息。其次，通过此步骤，评估者对患儿症状有了整体的认知，回答了第一个问题“患儿发生了什么状况？如何评估？”。

2）评估身体内部变化和病史采集，推断症状发生原因：根据该症状的理论原因收集患儿症状发生之前的相关病史信息，再将收集到的临床信息进行整理，与症状的理论原因一一对比，进行症状原因推断，推断结果可以是排除（完全不可能）、不排除（有一定的可能，可能性较小）或考虑（有可能，可能性较大）。最后，对症状发生可能原因进行确证追踪，通过追踪患儿在症状发生后的辅助检查结果或处理效果，验证或排除前一步的推断，得出最终结论。至此，问题二“发生该状况的原因是什么？”也得到了回答。

3）评估后的处理：完成症状发生原因的初步推断后，问题三“应该如何处理？”也就相应迎刃而解，包括急救与非急救、对症和对因处理、医疗和护理措施。

（二）基于病情评估框架（ABCD+OPQRST）的症状评估应用

患儿病情的变化通过外在表现和内在变化共同呈现，对患儿病情的评估和病因的推断则是综合患儿的外在表现、内在变化以及病史资料进行判断。

1. 运用病情评估框架进行身体外部表现评估

（1）症状评估的时间效应：症状评估强调即刻性，即在患儿发生症状当下，护士立刻使用病情评估框架进行评估，快速判断患儿的情况，捕捉当下的临床表现特点，系统了解症状相关信息（如严重程度、性质、加重缓解因素等），以此判断患儿是否需要急救，并对该症状形成整体印象，为后续分析症状原因并采取正确的护理措施提供依据。

（2）快速的症状评估过程：通过临床的症状评估实践，我们发现使用病情评估框架进行评估是一个很快速的过程，仅需几十秒到几分钟即可完成。应用病情评估框架表格（表 2-2-1）有助于护士在学习病情评估框架初期通过填写表格熟悉结构化的评估内容。通过大量练习，护士能够熟练掌握病情评估框架，在临床上观察到症状时，即可达到快速、系统全面完成评估。

表 2-2-1　病情评估框架表格

评估项目	评估结果
airway　气道	
breathing　呼吸	
circulation　循环	
disability　意识	

续表

评估项目	评估结果
ABCD 评估结论：需要抢救吗？ 急救后评估：	
onset 部位 / 时间	
palliation 缓解 / 加剧	
quality 症状性质	
related 伴随症状	
severity 严重程度	
time 持续时间	

2. 利用病史采集和辅助检查资料进行身体内部变化评估

（1）重点收集一切可能与患儿发生症状相关的病史资料：通过病情评估框架的身体评估，已得到患儿外部表现评估，接下来是对患儿身体内部变化的评估以及病史资料的收集。内部变化指肉眼无法观察到的变化，需要通过各项辅助检查呈现，例如超声检查、影像学检查、实验室检查等。病史资料则包括患儿的主诉、现病史、出生史、喂养史、母亲孕产史、家族史等。总之，一切可能与患儿发生症状相关的病史资料均应重点收集记录。

（2）资料采集的内容应该是在症状发生之前：在进行症状评估时并不能获得在症状发生之后的辅助检查，故资料采集应该是采集症状发生之前的资料，包括辅助检查与病史信息。这些资料能够有效反映患儿在发生症状之前的内部变化，正是因为这些内部变化的基础，才可能出现后续的症状变化。

（3）症状评估前需熟悉症状理论原因：值得注意的是，资料采集的实施基于评估者熟悉症状相关理论原因。只有熟悉症状理论原因，才能够在症状发生当下有限的时间内有针对性地收集信息，避免盲目收集大量资料，浪费时间与精力。所以，在进行症状评估之前，全面复习症状相关的理论原因很有必要。因此，在启动每个症状评估的培训及临床实践之前，可以应用思维导图梳理总结相关症状的理论原因，学习后再进行后续评估流程培训。

3. 基于症状发生理论原因的信息整理和结论分析　完成资料收集后，需整合评估结果及收集的信息，初步推断症状发生的一个或多个可能原因。在这一步，将症状的全部理论原因进行列举，再将评估得到的患儿表现与理论原因进行一一比对、判断、筛选，找出符合或不符合症状理论原因的临床资料依据，得出每一条理论原因的推断结论（表 2-2-2）。推断结论理论上分为排除、不排除和考虑。排除是指完全不可能由该原因导致患儿症状发生；不排除指不能够排除该原因导致的患儿症状发生，但是可能性较小；考虑是指考虑患儿症状是由该原因引起的，可能性大。最后，汇总初步推断的可能原因。

表 2-2-2 症状发生原因初步推断

症状理论原因	该病例表现		结论
	符合理论原因的依据	不符合理论原因的依据	
理论原因 1			
理论原因 2			
理论原因 3			
理论原因 4			
理论原因 5			
……			
该案例症状发生可能原因的初步推论：			

4. 对症状发生的可能原因进行确证追踪　在上一步骤中，基于评估当下可得的资料信息，得出了症状的原因推断。为了确定初步推断是否正确，还需要进行确证追踪，即在患儿症状发生之后一段时间内追踪与推断病因相关的辅助检查结果或治疗效果，由此反证初步推断中的“排除”和“考虑”是否正确，以及对推断中“不排除”的因素进行再一次推敲，确定初步推断中不排除的因素是否可以提高或降低其可能性。最终确证追踪的结果可以是单一因素或混合因素导致症状发生。

5. 对症状评估结果的处理

(1) 急救处理和非急救处理：依据处理措施是否紧急，对症状评估结果的处理可分为急救处理和非急救处理。在进行病情评估框架（ABCD+OPQRST）的评估时，若评估结果显示“ABCD”危及生命的问题，当下即进行急救处理，若无危及生命的问题，则在评估结束后进行处理。

(2) 对症处理和对因处理：依据处理方式，对症状评估结果的处理包括对症处理和对因处理。对症处理能够缓解患儿的症状，对因处理则是从根源上解决患儿的问题。根据对因处理效果，可以佐证之前的初步推断。

医疗和护理干预方法总是在不断更新，在现有理论知识的基础上，本书查阅最新资料，对症状的治疗护理进展也做了总结，希望能够对患儿症状管理贡献力量。

四、应用意义

症状评估要求护士具有丰富的理论知识。从患儿发生的症状入手进行可能原因分析符合临床护士的工作思路。在临床工作中，护士总是能够在第一时间发现患儿的异常状况，但由于知识结构、工作量、自身学习动机、工作经验等原因，并不是每一名护士都能够作出全面正确的症状评估，这不利于护士病情观察及实施优质的责任制整体护理。因此，本书总结了新生儿科常见的临床症状，从常见的临床症状入手，回顾各项症状的相关知识，列出每种症状的理论原因，通过案例分析的方式，逐层深入地带领读者进行症状评估，为新生儿科护士进行症状评估实践提供参考依据，也希望通过推广该评估方法，能够提高新生儿科护士的评估能力，为患儿带来更优质的护理服务。

（曾靓妮　苏绍玉　万兴丽）

第三章

新生儿常见症状评估及护理实践

第一节　呼吸暂停

呼吸暂停（apnea）是指呼吸中断时间≥20 秒，或<20 秒伴心动过缓（心率<100 次 /min）和 / 或血氧饱和度下降，是新生儿尤其是早产儿的常见症状。早产儿呼吸暂停发生率为 20%～30%，30～31 周胎龄儿发生率约 54%；极低出生体重儿发生率可达 50%，超低出生体重儿可高达 90%。呼吸暂停如未及时发现和处理，可增加颅内出血、缺氧性脑损伤及猝死风险，远期可增加神经发育不良预后的风险。

【临床情境】

患儿女，因“早产出生后 20 分钟”于 2 月 5 日 8：36 入院，入院时年龄 20 分钟，系 G_2P_1，出生胎龄 31^{+1} 周，剖宫产分娩出生，出生体重 1 390g，Apgar 评分 1，5，10 分钟分别为 7 分、9 分、9 分，有宫内窘迫史和出生抢救史。入院诊断：极早产儿、极低出生体重儿、新生儿呼吸窘迫综合征、宫内感染、新生儿轻度窒息。

发现症状：2 月 16 日 12：55 心电监护报警，显示心率（heart rate，HR）96 次 /min，经皮 SpO_2 78%。责任护士至床旁发现患儿在无创呼吸机辅助通气模式下无自主呼吸，口唇发绀。

临床思维过程：

1. 该患儿发生了什么状况？如何评估？
2. 发生该状况的原因是什么？
3. 应该如何处理？

【症状评估】

（一）启动呼吸暂停症状评估所需的理论知识基础

新生儿呼吸暂停根据病因可分为原发性呼吸暂停和继发性呼吸暂停。

1. 原发性呼吸暂停　因早产儿脑干呼吸中枢发育不成熟、呼吸系统解剖结构发育不完善所导致的呼吸暂停，多常见于胎龄<34周或体重<1 800g的早产儿，胎龄越小，体重越轻，发生率越高。多发生在生后3～5天内，患儿多不伴引起呼吸暂停的其他相关疾病。

2. 继发性呼吸暂停　是继发于其他原因发生的呼吸暂停，足月儿和早产儿均可见。引起继发性呼吸暂停的常见原因有：

（1）神经系统疾病

1）新生儿缺氧缺血性脑病（hypoxic-ischemic encephalopathy，HIE）：是指足月儿或近足月儿因围产期缺氧导致的急性脑损伤，表现为一系列的神经功能异常，如意识障碍、惊厥、肌张力异常、原始反射减弱或消失、呼吸暂停、呼吸衰竭等。围产期有导致胎儿或新生儿缺氧缺血的诱因、新生儿生后短期内出现相应神经系统症状和体征，是诊断新生儿HIE的首要条件。

2）颅内出血（intracranial hemorrhage，ICH）：是新生儿尤其是早产儿脑损伤的重要原因，早产儿常表现为脑室周围-脑室内出血（periventricular-intraventricular hemorrhage，PIVH），多见于胎龄32周以下早产儿，尤以生后72小时内多见。少量出血可无明显临床症状，常通过头颅B超筛查发现，出血量较大时可有神经系统兴奋性增高等相关表现，进一步恶化可出现呼吸暂停、呼吸衰竭等神经系统抑制症状。

3）脑积水：胎儿期和新生儿期一些病因可导致脑积水。脑积水时颅内压增高，可导致呼吸暂停、意识障碍、肌张力改变等表现，查体可见囟门张力增高。

4）惊厥：呼吸暂停可作为新生儿惊厥的一种表现形式，可继发于HIE、脑膜炎、颅内出血等，可伴有其他形式的惊厥表现，脑电图检查可明确诊断。

（2）呼吸系统疾病

1）新生儿呼吸窘迫综合征（neonatal respiratory distress syndrome，NRDS）：为肺表面活性物质（pulmonary surfactant，PS）缺乏导致的双肺广泛肺泡萎陷、损伤、渗出的急性呼吸功能障碍。NRDS多见于早产儿和剖宫产分娩出生的晚期早产儿和足月儿，患儿在生后数分钟或数小时内出现呼吸困难、发绀、呻吟等表现并进行性加重，而后出现呼吸不规则、呼吸暂停、呼吸衰竭等。部分足月儿生后呼吸困难不重，而后第2天或第3天呼吸困难突然加重。NRDS患儿血气分析可发现动脉血氧分压（PaO_2）降低，动脉血二氧化碳分压（$PaCO_2$）最初正常或略升高，但通常会随病情加重而升高，胸片呈现磨玻璃影、支气管充气征等表现，重症者呈白肺样典型表现。

2）气道阻塞和气道畸形：外源性的气道阻塞包括体位不当（颈部过于屈曲或仰伸）、气道异物（奶汁、痰液等），常见气道畸形如后鼻孔闭锁、皮埃尔·罗宾综合征(Pierre Robin syndrome)、先天性喉囊肿、气管支气管软化症等也可致气道梗阻引起呼吸暂停，但多以气促、三凹征、喘鸣等为首要表现，详见本书第三章第三节呼吸困难症状评估。

3）气胸：肺泡过度扩张破裂后气体逸出至胸膜腔，肺膨胀受限，可导致呼吸暂停。气胸多见于接受机械通气治疗或合并 NRDS、胎粪吸入综合征(meconium aspiration syndrome，MAS)等基础疾病患儿，也可见于早产儿自发性气胸，多表现为原有呼吸系统症状突然恶化，如突发的呼吸急促、呻吟、发绀或面色苍白、反复呼吸暂停等，查体可见患侧胸廓饱满隆起，呼吸音降低，胸部 X 线检查可见患侧透亮区、纵隔及心影向健侧偏移，部分伴有皮下气肿者皮肤触及捻发感。

4）胸腔积液：液体在胸膜腔内异常积聚，包括先天性乳糜胸、脓胸和中心静脉导管所致的胸腔积液等。临床多表现为原有呼吸系统症状突然恶化，患侧胸廓饱满，叩诊呈浊音，听诊呼吸音减低，胸部 X 线检查少量积液时可见患侧肋膈角变钝或消失，大量积液时肺完全变白，纵隔向健侧移位。超声检查患侧可见液体暗区。

(3) 消化系统疾病

1）胃食管反流(gastroesophageal reflux，GER)：多表现为反复的喂养后呕吐奶汁，伴或不伴呼吸暂停、周期样呼吸等，长期可见体重增长缓慢、贫血等。呼吸暂停多发生在喂养后，嘴角可见奶汁溢出，但也可能未见明显的奶汁，仅表现为呼吸暂停，称为隐匿性反流。

2）坏死性小肠结肠炎(necrotizing enterocolitis，NEC)：典型表现是腹胀和呕吐、便血，严重者可见呼吸暂停、反应低下、腹壁张力高、腹壁颜色改变等。

(4) 循环系统疾病：如动脉导管未闭(patent ductus arteriosus，PDA)、心力衰竭、低血压或严重先天性心脏病等，由于心输出量不足或肺部淤血而出现肺部症状，如气促、发绀、呼吸暂停。患儿多表现为循环异常，如心率增快或减慢，血压低，听诊有心脏杂音、心音低钝等。

(5) 血液系统疾病

1）贫血：血液中红细胞数量不足，加之早产儿本身红细胞携氧能力不足，中枢神经系统得不到充分氧供，呼吸调节不够稳定，表现为呼吸节律不规则，重者则因呼吸抑制而表现出呼吸暂停。

2）红细胞增多症：是指静脉血的血细胞比容(hematocrit，HCT)≥0.65，常伴随血液高黏滞度，致使毛细血管灌注减少，组织缺氧、酸中毒，可累及多个脏器。累及呼吸系统时可出现呼吸窘迫、呼吸暂停、发绀等。

（6）感染性疾病：肺炎、败血症、脑膜炎、腹膜炎等。对于继发性和反复发作的呼吸暂停，应高度警惕感染。肺炎患儿多伴气促、呼吸困难等；败血症患儿可伴反应低下、体温异常、四肢大理石样花斑等；脑膜炎患儿可伴意识改变、肌张力增高或减低、惊厥等症状；腹膜炎患儿可伴腹胀、呕吐、肠鸣音消失等症状。

（7）代谢和电解质紊乱：酸中毒、低血糖、低钠、高钠、高钾、低钙、高镁血症均有可能出现呼吸暂停。

（8）其他因素

1）母亲使用镇静剂：麻醉药、吗啡类药物通过胎盘进入胎儿体内，引起呼吸中枢抑制。

2）体温不稳定：体温过高会使呼吸节律不稳定，引起早产儿呼吸暂停，体温过低时不利于血液循环和代谢，也会引起呼吸暂停。

3）迷走神经反射：在插入鼻饲管、喂养及吸痰等操作，颈部过度屈曲及伸展，迷走神经张力升高等状态下会诱发呼吸暂停。

4）吸吮、吞咽与呼吸不协调：新生儿吸吮和吞咽功能发育不成熟，容易发生吸吮 - 吞咽 - 呼吸不协调，严重者则表现为吞咽时的呼吸暂停。

（二）呼吸暂停症状评估方法及过程

1. 运用病情评估框架（ABCD+OPQRST）进行身体外部表现评估　评估项目及结果见表 3-1-1。

表 3-1-1　呼吸暂停症状评估——身体外部评估过程及结果

评估项目	评估结果
airway　气道	看：平卧鼻吸气体位，口鼻部无明显分泌物，鼻塞固定妥当，管道无打折，无创呼吸机辅助通气运行正常，无气道梗阻
breathing　呼吸	看：胸腹部无起伏 数：无自主呼吸 听：紧急情况下未听诊呼吸音
circulation　循环	看：口唇发绀，全身花斑，皮肤苍白，SpO_2 78%，HR 96 次 /min 测：紧急情况下，未测量血压及毛细血管再充盈时间 触摸：紧急情况下未触摸
disability 意识	无意识，四肢肌张力低下
ABCD 评估结论：需要立即抢救！予清理呼吸道、刺激、T 组合复苏器正压通气 急救后评估：气道内分泌物量少、无奶汁，处理后自主呼吸恢复至 60 次 /min 左右，SpO_2 回升至 94%，皮肤转红润，继续无创呼吸机辅助通气，双肺呼吸音对称。测量血压 63/31mmHg，测量下肢毛细血管再充盈时间为 3s，触摸四肢温暖。意识及四肢肌张力恢复，无激惹或嗜睡，囟门平软	

续表

评估项目	评估结果
onset 部位 / 时间	2 月 16 日 12：55（生后第 11 天）
palliation 缓解 / 加剧	加剧（生后第 10 天发生第一次呼吸暂停，此为第 4 次，且 1h 内发生 3 次），暂不知晓使其加剧或缓解的因素
quality 症状性质	不涉及
related 伴随症状	无抽搐、激惹、腹胀、呕吐、便血、体温异常等
severity 严重程度	不涉及（暂无呼吸暂停严重程度分类标准）
time 持续时间	不涉及（不清楚呼吸暂停超过 20s 时的确切时间）
回答问题一：运用病情评估框架对患儿进行身体评估，结果显示，患儿在 2 月 16 日 12：55 出现呼吸暂停，此症状较前加剧（此次为生后第 4 次呼吸暂停，1h 内发生 3 次，发生频率增加），症状发生时伴口唇发绀、全身皮肤花斑、苍白、四肢肌张力低下，不伴抽搐、激惹、腹胀、呕吐、便血等	

2. 利用病史采集和辅助检查资料进行身体内部变化评估　基于呼吸暂停发生理论原因，采集病史信息、实验室检查及影像学检查结果，评估呼吸暂停发生前身体内部的变化。

（1）病历资料：①现病史。胎龄 31^{+1} 周，矫正胎龄 32^{+5} 周，出生体重 1 390g，日龄 11 天。②个人史。出生时 1，5，10 分钟 Apgar 评分分别为 7 分、9 分、9 分，有宫内窘迫史。③母亲孕产史。母亲剖宫产，有麻醉药使用史，无硫酸镁、吗啡类药物使用史。④护理记录显示心率、呼吸、SpO_2、血压、血糖维持正常范围。⑤体温单显示体温维持正常范围。⑥医嘱单。禁食、胃肠减压（已持续 3 天）。

（2）超声检查：入院时和 2 月 14 日（发生呼吸暂停前 2 天）的头颅彩超提示无明显异常。入院时心脏彩超提示 PDA，直径 1.5mm。

（3）影像学检查：入院时和 2 月 14 日（发生呼吸暂停前 2 天）胸片提示双肺透光度正常，未提示气胸、气漏综合征等。

（4）实验室检查：2 月 15 日（发生呼吸暂停前 1 天）查血常规示血红蛋白（hemoglobin，Hb）97g/L、HCT 0.31，已输注去白细胞悬浮红细胞，复查血常规示 Hb 104g/L、HCT 0.33。2 月 16 日（症状发生当日晨）查血示 C 反应蛋白（C-reactive protein，CRP）38.9mg/L，降钙素原（procalcitonin，PCT）15.08ng/ml，感染指标升高。

3. 呼吸暂停的原因推断　基于呼吸暂停发生理论原因，整合评估信息，初步推断呼吸暂停发生的可能原因，推断过程及结果见表 3-1-2。

表 3-1-2 呼吸暂停症状发生原因的初步推断

呼吸暂停理论原因	该病例表现		结论
	符合理论原因的依据	不符合理论原因的依据	
原发性呼吸暂停	出生孕周 31^{+1} 周，出生体重 1 390g	此次呼吸暂停发生于生后第 11 天	不排除
继发性呼吸暂停			
(1)神经系统疾病			
1)HIE	呼吸暂停	无神经系统症状表现和相关诊断	排除
2)ICH	呼吸暂停	头颅彩超提示无颅内出血	排除
3)脑积水 / 颅内压增高	呼吸暂停	头颅彩超无明显异常	排除
4)惊厥	呼吸暂停	无神经系统症状表现	排除
(2)呼吸系统疾病			
1)NRDS	呼吸暂停	发生呼吸暂停时，患儿现存诊断 NRDS。发生呼吸暂停前，患儿无呼吸困难，NRDS 的其他临床症状缓解	排除
2)气道阻塞和气道畸形	呼吸暂停	患儿鼻吸气体位，口鼻部无明显分泌物，无创呼吸机辅助通气运行正常，无气道梗阻	排除
3)气胸	呼吸暂停	急救处理后听诊双肺呼吸音对称，影像学检查结果未提示气胸	排除
4)胸腔积液	呼吸暂停	急救处理后听诊双肺呼吸音对称，影像学检查结果未提示胸腔积液	排除
(3)消化系统疾病			
1)GER	呼吸暂停	此次呼吸暂停发生时，吸引气道分泌物少，无奶汁	排除
2)NEC	呼吸暂停	无腹胀，呕吐、便血等伴随症状	排除
(4)循环系统疾病：如 PDA、心力衰竭、低血压或严重先天性心脏病	呼吸暂停	发生呼吸暂停前 2d，患儿现存诊断 PDA。此次呼吸暂停发生前，患儿无循环灌注不足和心力衰竭表现，上下肢血压和 SpO_2 无差异	排除

续表

呼吸暂停理论原因	该病例表现		结论
	符合理论原因的依据	不符合理论原因的依据	
(5)血液系统疾病			
1)贫血	呼吸暂停;发生呼吸暂停前1d,患儿Hb 97g/L,纠正后Hb 104g/L	无	考虑
2)红细胞增多症	呼吸暂停	发生呼吸暂停前1d,患儿HCT 0.31	排除
(6)感染性疾病	呼吸暂停;发生呼吸暂停当日晨,CRP 38.9mg/L,PCT 15.08ng/ml	无	考虑
(7)代谢和电解质紊乱	呼吸暂停	此次呼吸暂停发生前,血气和电解质结果大致正常	排除
(8)其他因素			
1)母亲用镇静剂:麻醉药、硫酸镁、吗啡类	呼吸暂停,母亲产前使用麻醉剂	此次呼吸暂停发生时,患儿日龄已11d,麻醉药影响小	排除
2)体温不稳定	呼吸暂停	此次呼吸暂停发生前,体温正常	排除
3)迷走神经反射:继发于插入鼻饲管、喂养及吸痰、颈部过度屈曲及伸展、迷走神经张力增高	呼吸暂停	此次呼吸暂停发生时,未进行任何操作;鼻吸气体位,无颈部过度屈曲及伸展	排除
4)吸吮、吞咽与呼吸不协调	呼吸暂停	此次呼吸暂停发生时,患儿禁食	排除
该案例呼吸暂停发生可能原因的初步推断: 贫血、感染导致的继发性呼吸暂停可能性较大:单一因素或混合因素均有可能 原发性呼吸暂停可能性小:患儿系极早产儿、极低出生体重儿,此次发生呼吸暂停时为生后第11天,矫正胎龄为32^{+5}周,原发性呼吸暂停可能性不排除,但一般在排除所有继发因素后,才考虑原发性呼吸暂停			

4. 对呼吸暂停发生可能原因的确证追踪

(1)感染原因追踪:此次呼吸暂停之后立刻复查血示CRP升高至71mg/L,中性粒细胞12×10^9/L,中性粒细胞百分比67%,血培养提示革兰氏阴性杆菌:肺炎克雷伯菌、耐碳青霉烯类肠杆菌,证实患儿系新生儿败血症导致的全身性感染引起呼吸暂停。

（2）贫血原因追踪：此次呼吸暂停后立刻复查示 Hb 89g/L，提示重度贫血，贫血较前加重，致继发性呼吸暂停可能性存在。

确证追踪结果：对病例的确证追踪佐证了本次呼吸暂停症状的评估及原因推断基本正确，感染和贫血均有可能是此次呼吸暂停发生的原因，现有信息不能确定为感染或贫血单一因素，还是二者混合因素导致呼吸暂停。暂不考虑原发性呼吸暂停。（回答问题二）

【症状评估后的处理】

（一）给予呼吸暂停正确护理干预的理论基础

1. 呼吸暂停急救处理　呼吸暂停发作时，呼吸停止，全身无氧气供给，应立即采取措施纠正呼吸停止和缺氧的状态。首先应保证呼吸道通畅，快速给予物理刺激，如托背、弹足底，或用 T 组合复苏器或球囊面罩加压呼吸。一般经上述处理后，患儿自主呼吸可恢复，生命体征逐渐恢复至正常状态。若仍不能恢复自主呼吸，心率、SpO_2 持续下降，则需要积极给予气管插管进行有创通气支持；心率小于 60 次 /min 时，应给予胸外心脏按压及其他抢救措施。

2. 对因治疗　需确定是原发性还是继发性呼吸暂停，继发性呼吸暂停应积极治疗原发病，如控制感染、纠正酸中毒、电解质紊乱、贫血等。

3. 药物治疗　针对呼吸暂停反复发作者，临床常选择的兴奋呼吸中枢的药物是黄嘌呤类药物，包括咖啡因和氨茶碱。

（1）枸橼酸咖啡因：副作用比氨茶碱小，半衰期长，治疗量与中毒量的间距大，是早产儿呼吸暂停防治的首选药物。首次负荷量 20mg/kg，20 分钟内静脉滴注完毕，24 小时后给维持量 5mg/（kg•次），静脉滴注或口服，每日一次。治疗效果欠佳者可提高维持量至 10mg/（kg•次），每日一次。

（2）氨茶碱：首次负荷量为 5mg/kg，20 分钟内静脉滴注完，12 小时后给维持量 2～3mg/（kg•次），静脉滴注或口服，每 8～12 小时一次。氨茶碱的治疗剂量和中毒剂量接近，可导致心动过速、喂养不耐受、血糖和血压升高等不良反应，安全性较咖啡因低，使用时须密切观察不良反应。

4. 正压通气　经鼻持续气道正压通气（nasal continuous positive airway pressure，nCPAP）是目前临床干预早产儿呼吸暂停常用的无创通气方式，它可以增加功能残气量，改善氧合，降低中枢性呼吸暂停时血氧饱和度下降的程度。nCPAP 对鼻塞和鼻孔的密闭性要求高，易导致鼻部皮肤损伤如发红、鼻中隔损伤、溃疡等，使用时需做好精细的鼻部护理。近年来，国内外逐渐探索经鼻间歇正压通气（nasal intermittent positive pressure ventilation，NIPPV）、加温加湿高流量经鼻导管通气（heated humidified high flow nasal cannula，HHHFNC）等其他无创通气方法用于早产儿呼吸暂停。有研究认为NIPPV可以看作nCPAP的增强，在nCPAP的基础上增加了一定频率的间歇正压，传递到下呼吸道时可达到类似有创正压通气的效果。HHHFNC可减少无效腔、改善黏膜灌注、刺激呼吸中枢，与nCPAP相比还降低了腹胀及鼻黏膜损害发生率，促进早日达到全肠道喂养。但HHHFNC气道压力不稳定，治疗早产儿呼吸暂停效果尚不明确，不作为早产儿呼吸暂停呼吸支持的首选。如果药物治疗和无创通气支持等仍不能控制呼吸暂停发作的频率，需要气管插管机械辅助通气。

5. 体位　无论仰卧位还是侧卧位，都需要保持鼻吸气体位，即咽后壁、喉部、气管保持在一条直线，避免过度屈曲或者过度仰伸，使呼吸道保持通畅。俯卧位可降低呼吸暂停发生率，其原因可能是俯卧位促使肺的通气分布更均匀，提高胸廓运动的协调性和促进睡眠。也有研究发现俯卧位较仰卧位时的PaO_2更高，$PaCO_2$更低。俯卧位的方式包括水平俯卧位、头部抬高15°俯卧位、三阶梯俯卧位和半俯卧位。

（二）该案例患儿的护理干预（回答问题三）

1. 呼吸暂停的急救处理　发现呼吸停止，责任护士在3秒内完成ABCD快速评估确定了该患儿处于生命危急状态，立即给予清理呼吸道、弹足底、托背、T组合复苏器正压通气等处理，同时呼叫医生至床旁。

2. 呼吸暂停的急救管理　对于发生过呼吸暂停，或者有发生呼吸暂停高危因素的患儿（如极早产儿、超早产儿），需要常规在患儿床旁准备好急救物资，包括调节好负压的吸引装置、吸痰管、吸氧装置和氧气连接管、T组合复苏器或简易呼吸球囊及适合型号的面罩等，以便在呼吸暂停发生时可立即取得急救物资，进行快速急救处理。呼吸暂停在患儿病因纠正前，往往会反复发作，需重点监护。

3. 呼吸暂停的对因处理及护理

（1）感染护理：①遵医嘱更换抗生素，配制药物时剂量准确，使用注射泵精确控制输液速度。②加强消毒隔离措施，给予接触隔离，规范穿脱隔离衣及戴手套，并做好手卫生，避免交叉感染；按规范进行无菌操作，做好各输液通道的接口消毒等。③观察有无感染时的其他临床症状，如反应低下、体温异常、喂养不耐受等，警惕感染加重发生感染性休克，密切监测体温、心率、血压、反应、尿量等。

（2）贫血护理：遵医嘱输入去白细胞悬浮红细胞纠正贫血，严格执行输血“三查八对”，输血时观察有无输血反应，输血后需追踪血红蛋白水平。观察呼吸状态，呼吸暂停发作频率是否降低。

4. 黄嘌呤类药物用药护理　精确抽吸药物，使用注射泵控制输液速度；继续观察呼吸暂停发作的频率有无降低。

5. 无创呼吸机使用及护理

（1）设置合适的呼吸机参数：给予恰当的气道压力支持，减少气道阻力，维持肺泡的良好扩张，保障有效的肺通气和肺换气。

（2）保持鼻塞固定稳妥：鼻塞固定位置居中，松紧适宜，可耐受情况下应定时松动鼻塞，避免过度压迫、长时间压迫造成鼻黏膜损伤；保持管路通畅，无折叠或脱落，以维持有效的呼吸支持。

（3）气道护理：不建议常规吸痰，可以用深部口腔护理代替吸痰，但口鼻腔分泌物较多时应及时清理，动态评估吸痰指征，保持呼吸道通畅。

（4）留置胃管：置入胃管，并保持胃管开放，促进胃内气体排出，同时需评估是否腹胀及腹胀的程度。

6. 基础护理

（1）体位护理：给予鼻吸气体位，保持气道通畅。床头抬高 15°～30°，在密切监护下给予俯卧位，增加肺部通气。

（2）一般护理：保持病房安静，减少声、光刺激，各项操作集中进行；保持暖箱温、湿度适宜和患儿体温稳定；避免可能触发呼吸暂停的诱因，例如吸吮吞咽不协调、呛奶等。

【呼吸暂停评估的注意事项】

1. ABCD 评估　呼吸暂停是新生儿常见的突发、紧急症状，无论是原发性还是继发性呼吸暂停，应迅速结合 ABCD 的评估方法确定患儿的生命状态，并立即给予急救措施，纠正心率、SpO_2 进行性下降，避免造成神经系统的缺氧损害和其他不良结局。

2. OPQRST 评估　发生呼吸暂停时，首先需要急救处理。待呼吸暂停处理结束，生命体征恢复正常后，方可进一步进行 OPQRST 评估，为分析本次呼吸暂停发生原因提供更多信息。

3. 伴随症状的评估要领　评估呼吸暂停的伴随症状时，需知晓呼吸暂停发生原因的相关理论知识。引发呼吸暂停的原因有很多，这些原因还可能引发其他症状，这些症状合并呼吸暂停存在，即可成为推断呼吸暂停发生最可能原因的证据。比如，评估患儿是否还存在抽搐、便血、腹胀、呕吐等，可分析引起呼吸暂停的原因是呼吸系统疾病还是呼吸系统外疾病。

4. 排除引发呼吸暂停的物理因素　无创辅助通气患儿发生呼吸暂停，应有意识去评估呼吸机管路通畅情况和参数设置是否合理，排除因物理因素导致呼吸暂停发生。

5. 原发性与继发性呼吸暂停的临床考虑　不能机械地认为原发性呼吸暂停仅发生在生后 3～5 天，即使呼吸暂停发生在出生 5 天后，若排除所有其他继发性呼吸暂停因素，仍需考虑原发性呼吸暂停。

（朱友菊　郭雪梅　周定琼）

第二节　发　绀

发绀（cyanosis），又称青紫，是因毛细血管血液中还原型血红蛋白超过一定水平所致，是新生儿期常见症状之一，早产儿发生率 12.35%，足月儿发生率 2.06%。发绀在皮肤薄、色素沉着少和毛细血管丰富的地方，如口唇、舌、颊黏膜、甲床、鼻尖处最易发现。一般认为新生儿动脉血中还原型血红蛋白>50g/L 时，即能肉眼见到发绀。但新生儿口腔及黏膜发绀出现较早，在还原型血红蛋白>30g/L 时即可查见。发绀虽有生理性和病理性之分，但一旦识别到发绀症状时，需引起重视，及时评估，及时处理，避免延误病情。

【临床情境】

患儿男，因“早产后气促、呻吟 22 分钟”于 10 月 14 日 11：10 入院，入院时年龄 22 分钟，患儿系 G_2P_2，剖宫产分娩出生，出生胎龄 35^{+1} 周，出生体重 2 510g，Apgar 评分 1，5，10 分钟均为 10 分，脐带绕颈一周，胎膜早破 5^+ 小时。入院诊断：新生儿肺炎、早产儿。

发现症状：10 月 15 日 9：30 心电监护报警，HR 154 次 /min，SpO_2 70%，发现患儿在无创呼吸机辅助通气下突发明显面色发绀，伴呻吟、吐沫。

临床思维过程：

1. 该患儿发生了什么状况？如何评估？
2. 发生该状况的原因是什么？
3. 应该如何处理？

【启动症状评估】

（一）启动症状评估所需的理论基础

皮肤黏膜的颜色随血液的颜色变化而变化，当血液中还原型血红蛋白>50g/L 时，血液呈青紫色，引起皮肤青紫。根据病因，新生儿发绀可分为生理性发绀和病理性发绀。

1. 生理性发绀 ①正常新生儿出生后5分钟内由于肺尚未完全扩张，肺换气功能不完善，动脉导管及卵圆孔未闭仍保持右向左分流，加之周围皮肤血流灌注不良，可出现短暂发绀。健康足月新生儿出生后10分钟导管前动脉血氧饱和度才能>95%。②出生后环境温度较低时，肢体远端血流减慢，局部还原型血红蛋白增多，肢端可有发绀。③正常新生儿用力啼哭时，胸腔内压力增加，使右心房压力和肺动脉压力增高，形成卵圆孔和/或动脉导管水平血液暂时性右向左分流，出现短暂发绀，常见于口唇及唇周，停止啼哭时即可消失。

2. 病理性发绀 按照发病机制不同，病理性发绀可分为外周性发绀、中心性发绀和其他原因引起的发绀三类。

（1）外周性发绀：发绀多发生在口唇、唇周、四肢末梢等部位，皮肤常较冷。当环境温度过低、血红蛋白含量过高、局部静脉阻塞时，血液通过周围毛细血管时的血流缓慢或受阻，局部组织供氧不足，局部血液循环中还原型血红蛋白增多从而出现发绀，但动脉血氧饱和度和氧分压正常，也不伴其他呼吸困难表现。可见于：

1）局部血流障碍：新生儿分娩时先露部位受压迫或寒冷等导致局部血液循环不良，局部缺氧导致发绀；静脉血栓形成等。

2）全身性疾病：如心力衰竭、休克时，心输出量下降，导致外周循环灌注不足，局部缺血缺氧引起发绀。

（2）中心性发绀：全身皮肤、眼结膜、口腔黏膜广泛青紫，经保暖和改善微循环后仍不能缓解则考虑中心性发绀。中心性发绀是因各种疾病引起的肺通气、换气障碍或动静脉血异常分流，动脉血氧饱和度和氧分压下降所致，表现为 SpO_2 下降。常见的疾病包括呼吸系统疾病、各种青紫型先天性心脏病、中枢神经系统疾病等。

1）先天性呼吸道畸形：呼吸道畸形使肺通气不足，导致低氧血症。小下颌畸形者外观查体可鉴别；后鼻孔闭锁者经鼻插入吸痰管、胃管困难；喉软骨软化者可闻及异常呼吸音；食管气管瘘者生后早期吐沫、呕吐症状明显。

2）NRDS：因PS缺乏导致广泛肺泡萎陷损伤渗出的急性呼吸衰竭，多见于早产儿、剖宫产儿、母亲糖尿病新生儿等。生后不久出现气促、呻吟、三凹征，并在生后6小时内进行性加重，呼吸困难表现一般早于发绀症状。听诊双肺呼吸音减弱，胸部X线检查可明确诊断。

3）新生儿湿肺：因肺内液体吸收障碍导致暂时性呼吸增快，多见于足月剖宫产儿。发绀症状一般晚于呼吸困难表现，听诊双肺呼吸音减弱，可闻及湿啰音。胸部X线检查可见肺泡积液征。本病为自限性疾病，预后良好，一般在24～72小时内自行缓解。

4）MAS：由于羊水粪染，气道内吸入胎粪，导致通气、换气功能障碍，多见于过期产儿。MAS患儿出生时指甲、皮肤、脐带严重粪染，口鼻有粪渣，出生时呼吸困难明显。

5）气胸、胸腔积液：因气体或液体压迫肺，导致肺通气和换气功能障碍，从而导致发绀。患儿原有呼吸系统基础疾病，如重症肺炎、NRDS、MAS等，病程中突然出现气促、心率增快、面色苍白或发绀表现，单侧气胸或胸腔积液时听诊双肺呼吸音不对称，患侧呼吸音减弱或未闻及；双侧气胸或胸腔积液时双侧均减低。上肢行中心静脉置管的患儿因导管位置偏浅或正常均可能出现胸腔积液导致发绀，可伴患侧胸壁皮肤肿胀。

6）肺炎：炎症导致小气道阻塞，肺通气、换气功能障碍，导致低氧血症。早期新生儿肺炎以气促、呻吟、三凹征、反应差为主，晚期新生儿肺炎可有发热、食欲低下、拒奶、吐奶、咳嗽等。

7）肺出血：新生儿因缺氧、感染、寒冷损伤、早产等因素病情严重，可导致肺大量出血。患儿原有呼吸系统基础疾病，如重症肺炎、NRDS、MAS等，病程中突然出现气促、心率增快、面色苍白或发绀表现，肺部可闻及中粗湿啰音，多数可从口鼻、气管导管内流出或吸引出血性液体。

8）新生儿持续性肺动脉高压（persistent pulmonary hypertension of newborn，PPHN）：指生后肺血管阻力不能有效下降或持续性上升，新生儿从胎儿循环过渡到生后循环障碍，从而导致心房和/或动脉导管水平的右向左分流。患儿原有呼吸系统基础疾病，如重症肺炎、NRDS、MAS、持续性低氧血症、严重酸中毒时，容易并发PPHN，表现为严重发绀、吸氧后不能缓解、右上肢血氧饱和度及动脉血氧分压高于下肢。

9）膈膨升、膈疝：因膈肌纤维发育不良、膈肌神经受损，膈肌失去原有的张力，导致膈的位置上升称为膈膨升。因膈肌闭合不全导致部分腹腔脏器通过缺孔进入胸腔称为膈疝。膈膨升、膈疝时，腹内容物压迫肺部，导致肺通气、换气功能障碍，出生后出现阵发性气促、发绀，哭闹和哺乳时加重，伴呕吐症状。查体可见患侧胸部膨隆大于健侧，患侧呼吸音减弱，有时可听见肠鸣音；腹部平坦空虚。需影像学检查确诊。

10）青紫型先天性心脏病：常见类型包括完全性大动脉转位、三尖瓣狭窄或闭锁、危重型主动脉瓣狭窄、主动脉弓离断、完全性肺静脉异位引流、左心发育不良综合征等。患儿生后即有严重发绀和呼吸困难、吸氧不能缓解甚至加重发绀、上下肢差异性青紫、上下肢血氧饱和度差异>3%、听诊有明显的心脏杂音等情况时，应该高度怀疑存在各种青紫型先天性心脏病，需依赖超声心动图、胸部大血管 CT 血管成像（computed tomography angiography，CTA）等明确诊断。

11）中枢神经系统疾病：颅内出血、缺氧缺血性脑病、中枢性呼吸衰竭时，呼吸中枢或呼吸肌正常功能受到抑制，可引起发绀，并伴随呼吸型态异常，如呼吸浅慢、呼吸暂停，还可伴惊厥、肌张力增高或减低、激惹或反应低下等神经系统表现。

（3）其他原因引起的发绀：高铁血红蛋白无携氧能力，当高铁血红蛋白水平超过 1.5g/dl 可出现皮肤、黏膜青紫，血液呈棕色，动脉血氧饱和度正常或偏低，一般不伴心肺疾病和其他症状，常见于先天性高铁血红蛋白血症、亚硝酸盐中毒、吸入一氧化氮治疗等，其发绀出现急剧，给予氧疗后发绀缓解不明显。新生儿红细胞增多症患儿因红细胞增多、血液黏滞、还原型血红蛋白增加而引起发绀，患儿血氧饱和度降低而氧分压正常，皮肤呈现绛红色、伴发绀，多见于小于胎龄儿、双胎输血综合征、宫内慢性缺氧等。败血症、呼吸暂停、新生儿低血糖等也可导致发绀。

（二）发绀症状评估方法及过程

1. 运用病情评估框架（ABCD+OPQRST）进行身体外部表现评估　评估项目及结果见表 3-2-1。

表 3-2-1　发绀症状评估——身体外部评估过程及结果

评估项目	评估结果
airway　气道	看：平卧鼻吸气体位，胸廓有起伏，口腔少许分泌物，鼻塞固定妥当，管道无打折，呼吸机运行正常（CPAP 模式），无气道梗阻
brcathing　呼吸	看：腹式呼吸，三凹征阳性 数：78 次 /min 听：呻吟，双肺呼吸音不对称，右肺弱于左肺
circulation　循环	看：全身发绀，面部口唇明显，SpO_2 70% 听：心音有力，心率 154 次 /min 测：紧急情况下，未测量血压及毛细血管再充盈时间 触摸：紧急情况下未触摸
disability　意识	反应差
ABCD 评估结论：需要立即抢救，立即予清理呼吸道、提高吸氧浓度 急救后评估：气道内分泌物量少，无奶汁及血性物质，处理后发绀较前好转，右上肢及下肢 SpO_2 均为 86%，呼吸仍快，74 次 /min，未闻及异常呼吸音、喉鸣音，测量上肢血压 72/41mmHg，下肢毛细血管再充盈时间为 3s，触摸四肢温暖，反应差	

续表

评估项目	评估结果
onset 部位 / 时间	全身发绀，面色、口唇明显；10 月 15 日（生后 1d）9：30
palliation 缓解 / 加剧	加剧（入院时有气促、呻吟，无发绀，入院后使用无创呼吸机辅助通气后气促好转）；吸氧后发绀可缓解
quality 症状性质	中心性发绀
related 伴随症状	双肺呼吸音不对称，右肺弱于左肺；无外观小下颌畸形，置入吸痰管或胃管顺利；无上下肢血氧饱和度差异、抽搐、激惹、囟门膨隆、腹胀、呕吐、便血、体温异常等
severity 严重程度	严重
time 持续时间	不涉及
回答问题一：运用病情评估框架对患儿进行全面评估，结果显示，10 月 15 日 9：30（生后 1d）发现患儿在无创辅助通气下突然出现面色、口唇明显发绀，伴气促、呻吟、吐沫，清理呼吸道及提高吸氧浓度后发绀较前缓解。此症状较前加剧。患儿伴反应差、气促、呻吟、右肺呼吸音减弱，不伴有抽搐、激惹、囟门膨隆、腹胀、呕吐、便血、体温异常等	

2. 利用病史采集和辅助检查资料进行身体内部变化评估　基于发绀的理论原因，采集病史信息、实验室检查及影像学检查结果，评估发绀发生前身体内部的变化。

（1）病历资料：①现病史，胎龄 35^{+1} 周，体重 2 510g，日龄 1 天。②个人史，出生时 1，5，10 分钟 Apgar 评分均为 10 分，脐带绕颈 1 周。③母亲孕产史，剖宫产，胎膜早破 5^{+} 小时，有麻醉药使用史，无硫酸镁、吗啡类药物使用史，产前使用地塞米松促胎肺成熟。无糖尿病史、羊水粪染。④护理记录显示患儿因“气促、呻吟”入院后，予无创辅助通气治疗，气促及呻吟均好转；体温、心率、呼吸、SpO_2、血压、血糖均维持在正常范围；入院后即开始肠内营养，每次喂养早产儿配方奶 2ml，每 3 小时 1 次，经口饮入无呛奶及呕吐。⑤医嘱单，无创辅助通气（nCPAP 模式）。

（2）超声检查：头颅彩超（10 月 14 日）示颅内未见明显异常；心脏彩超（10 月 14 日）示动脉导管未闭、卵圆孔未闭，二、三尖瓣反流，左心室功能测值正常。

（3）影像学检查：胸片（10 月 14 日）示新生儿肺炎可能。

（4）实验室检查（10 月 14 日）：Hb 154g/L，HCT 49.4%；PCT 13.99ng/ml，CRP 2.1mg/L，感染指标升高，其余指标正常。

3. 发绀的原因推断　基于发绀的理论原因，整合评估信息，初步推断本次发绀发生的可能原因，推断过程及结果见表 3-2-2。

表 3-2-2　发绀症状发生原因的初步推断

发绀理论原因	该病例表现		结论
	符合理论原因的依据	不符合理论原因的依据	
生理性发绀	全身发绀	患儿日龄已达 1d，无保暖不足，发绀时患儿无哭闹	排除
病理性发绀			
(1)外周性发绀：低体温、局部血流障碍	全身发绀	患儿体温正常，剖宫产分娩出生，无局部受压导致的循环障碍	排除
(2)先天性呼吸道畸形：小下颌畸形、后鼻孔闭锁、喉软骨软化、食管气管瘘	全身发绀，口唇明显	无外观明显畸形，无置入吸痰管或胃管不畅、未闻及异常呼吸音或喉鸣音，无反复呕吐、呛咳	排除
(3)NRDS	全身发绀，口唇明显	患儿胎龄 35^{+1} 周，日龄 1d，孕母无糖尿病史	排除
(4)新生儿湿肺	发绀，剖宫产分娩出生	患儿日龄 1d，经呼吸机辅助通气后气促缓解，又加重发生发绀	排除
(5)MAS	全身发绀，口唇明显	无羊水粪染	排除
(6)气胸、胸腔积液	全身发绀，口唇明显，突然发生，听诊右侧呼吸音减低	无	考虑
(7)肺炎	全身发绀，口唇明显	发绀为突然发生，症状发生前在无创辅助通气下呼吸系统情况稳定	排除
(8)肺出血	全身发绀，口唇明显，突然发生	口鼻腔吸引无血性物质，肺部听诊无啰音	排除
(9)PPHN	全身发绀，口唇明显	右上肢与下肢(动脉导管开放前后)SpO_2 无差异，吸氧后发绀可缓解	排除
(10)膈膨升、膈疝	全身发绀，口唇明显	胸片未见膈膨升、膈疝	排除
(11)青紫型先天性心脏病：大动脉转位、永存动脉干、左心发育不良综合征、三尖瓣闭锁、肺静脉异位引流等	全身发绀，口唇明显	上下肢 SpO_2 无差异，吸氧后发绀可缓解，心脏彩超未见相应畸形	排除

续表

发绀理论原因	该病例表现		结论
	符合理论原因的依据	不符合理论原因的依据	
(12)中枢神经系统疾病：颅内出血、缺氧缺血性脑病、中枢性呼吸衰竭	全身发绀，口唇明显，反应差	无抽搐、激惹、囟门膨隆等神经系统表现；头颅B超无异常，无缺氧窒息史	排除
(13)血液系统疾病：高铁血红蛋白血症、红细胞增多症	全身发绀	症状发生前皮肤颜色正常，无相关诱因；发生发绀前1d HCT 49.4%	排除
该案例发绀发生可能原因的初步推论： 气胸或胸腔积液导致的突发发绀、气促可能性较大。患儿情况危急，应尽快完善胸部X线检查，明确病因并对因治疗，同时予头罩吸氧，监测生命体征			

4. 对发绀发生可能原因的确证追踪

气胸、胸腔积液原因追踪：紧急床旁胸片提示右侧气胸，右肺压缩约30%，伴纵隔积气；左肺中叶透光度增高，纵隔、气管左偏。

确证追踪结果：对病例的确证追踪佐证了本次发绀症状的评估及原因推断基本正确，气胸是导致此次发绀症状发生的原因。（回答问题二）

【症状评估后的处理】

（一）正确护理发绀的理论基础

处理发绀的主要目的是改善缺氧，保证重要器官的供氧。生理性发绀为一过性表现，不需要治疗，外周性发绀需采取局部保暖，改善循环。肺源性、心源性和神经源性的发绀及因还原型血红蛋白异常导致的发绀，针对病因治疗是根本。

1. 中心性发绀急救处理　首先要保证呼吸道通畅，在排除存在动脉导管依赖性先天性心脏病的情况下，及时吸氧治疗，尽快纠正缺氧消除发绀。若吸氧处理后发绀无缓解，心率、SpO_2持续下降，心率小于60次/min时，应进行心肺复苏等抢救措施，并积极给予呼吸机辅助通气，同时进行病因治疗及护理，维持PaO_2在50mmHg以上。

(1) 氧疗及护理：在发绀早期给予常压吸氧，如鼻导管吸氧、面罩吸氧、头罩吸氧等纠正低氧血症。鼻导管吸氧流量一般为0.3～0.6L/min，导管扭曲、患儿哭闹和张口可使氧供应减少。面罩吸氧流量为1～1.5L/min，注意保持面罩对准口鼻和固定，可使用保护性敷料预防压力性损伤。头罩吸氧流量为5～8L/min，可提供较稳定的吸入氧浓度。建议使用空氧混合仪严格控制氧浓度，以保证患儿 PaO_2 维持在 50～80mmHg（早产儿 50～70mmHg）。同时监测 SpO_2，根据 SpO_2 调节吸氧浓度和吸氧方式，维持 SpO_2 在 90%～94%，以预防早产儿发生氧依赖和高氧损伤，如早产儿视网膜病（retinopathy of prematurity，ROP）、支气管肺发育不良（bronchopulmonary dysplasia，BPD）等。

（2）呼吸支持：如果常压给氧不能纠正低氧血症，可改为正压给氧呼吸支持，如 HHHFNC、nCPAP、NIPPV。使用呼吸机辅助通气时做好气道温湿化，使患儿吸入的气体温度接近或达到人体体温（即 37℃），既防止气道黏膜干燥、出血和低体温的发生，也避免气道受到刺激后发生痉挛，导致气道压力增高，进一步加重低氧血症。若发绀仍不能缓解，呼吸困难持续加重、发生呼吸衰竭时应立即进行气管插管，予常频或高频呼吸机辅助通气治疗，以保证正常的组织氧合。

（3）保持呼吸道通畅：包括摆正体位、置于鼻吸气体位和清理呼吸道。按需吸痰，吸痰时建议采用浅吸法，插入深度为气管导管长度加外接长度。因吸痰管仅在气管导管内吸引，未刺激新生儿的气道黏膜，可有效避免气道黏膜损伤。

2. 对因治疗

（1）外周性发绀：低体温引起的外周性发绀需充分保暖。根据患儿胎龄、体重、日龄设置适宜的暖箱温度和湿度，维持核心温度在 36.5～37.5℃。使用皮肤温度感应装置持续准确监测患儿皮肤温度。心力衰竭、休克等全身性疾病引起的外周灌注不良时，除保暖外，还需快速给予纠正心衰、休克的措施，改善末梢循环灌注。应用强心、利尿、血管活性药物，严格控制静脉输液速度、药物剂量，防止输注过快加重心衰，引起肺水肿。

（2）中心性发绀：判断是单纯肺源性还是心肺源性引起的发绀，并采取对应的治疗措施。

1）肺部疾病：NRDS 患儿给予无创辅助通气维持肺泡扩张，给予 PS 替代治疗等；气胸和胸腔积液者，根据肺压缩情况，必要时行紧急胸腔穿刺抽气和安置胸腔闭式引流；PPHN 患儿可应用一氧化氮吸入治疗降低肺动脉压力；肺部感染者使用抗生素积极控制感染；先天性气道畸形者需手术治疗。

2）青紫型先天性心脏病、动脉导管依赖性先天性心脏病需要外科手术根治者，术前可选择性使用前列腺素 E 维持动脉导管开放，监测右上肢和下肢血氧饱和度。

（3）其他原因引起的发绀：高铁血红蛋白血症者用 1% 亚甲蓝溶液 1～2mg/kg 加入 10ml 10% 葡萄糖溶液静脉注射，或者 0.5g 维生素 C 加入 10% 葡萄糖溶液 20ml 静脉注射，可以将高铁血红蛋白还原为血红蛋白。红细胞增多症补液后血液稀释可降低血液黏滞度，必要时部分换血治疗。

3. 上、下肢经皮血氧饱和度的监测　血氧饱和度是指人体血液中的血红蛋白与氧结合达到饱和程度的百分数，是血液中氧含量是否正常的重要指标，可帮助医护人员动态监测新生儿病情变化，量化低氧血症。当患儿存在差异性青紫，或考虑先天性心脏病和 / 或 PPHN 时，应同时监测右上肢和任意下肢的末梢血氧饱和度，以动态评估心脏水平血液分流情况和肺动脉压力，当上、下肢血氧饱和度差异增大时，警惕血液右向左分流、肺动脉压力过高、心脏负荷过大等情况。

（二）该案例患儿的护理干预（回答问题三）

1. 发绀的急救处理　立即清理呼吸道；为避免气胸进一步加重，将 nCPAP 更换为头罩吸氧，根据 SpO_2 监测值逐渐提高吸氧浓度。

2. 胸腔穿刺配合及胸腔穿刺引流护理

（1）立即行床旁胸腔穿刺：协助医生于患侧锁骨中线第 2～3 肋间进行胸腔穿刺，抽出 25ml 空气后安置胸腔闭式引流。

（2）胸腔闭式引流护理：严格无菌操作；妥善固定引流管和水封瓶，水封瓶置于低于患儿平面 60～100cm 处。注意标识清晰；评估引流瓶水柱波动情况；变换体位时注意避免牵动胸腔闭式引流管导致管道脱落。胸腔闭式引流瓶的更换时间尚无统一标准，有研究显示在严格无菌操作前提下，即使 1 周才更换胸腔闭式引流瓶也不会增加感染的概率，具体更换时间还应参考引流量和引流物性质等决定。

（3）意外脱管应急预案：床旁备用油性纱布和血管钳。若为穿刺处导管脱落应立即用手捏住皮瓣或用油性纱布覆盖穿刺处；若为管路连接处脱落，应立即反折近端导管，尽快用血管钳夹闭导管，避免空气进入胸膜腔。

3. 头罩吸氧护理

（1）设置合适的氧流量和氧浓度，维持目标血氧饱和度水平，保障有效的氧气支持。如无持续性气体漏出，已漏出的气体多在 24～48 小时吸收。

（2）选择适宜的头罩：根据患儿体型选择适宜型号的头罩，使其完全罩住患儿头部，但留有足够的气体交换通道。型号太小导致 CO_2 潴留，型号过大则 O_2 逸出过多，不能保证有效的吸氧浓度。保持输氧管通畅，无折叠或脱落，以维持有效的呼吸支持。

（3）气道护理：无须常规吸痰，评估患儿呼吸频率、动度、口鼻腔分泌物情况、听诊双肺有无湿啰音，必要时吸痰，保持呼吸道通畅。

（4）头部保暖：使用带湿化罐的空氧混合仪对气体加温。压缩氧气温度较低，无气体加温设备时，可用小毛巾遮盖患儿头部。

4. 一般护理　予鼻吸气体位，床头抬高 15°～30°。保持病房安静，减少声、光刺激，各项操作集中进行。保持暖箱温、湿度适宜和患儿体温正常。

5. 病情观察　重点评估呼吸状态，密切关注发绀、呼吸困难有无缓解；监测血气分析结果，必要时更换为低气道压力和小潮气量的有创高频通气模式。

【发绀评估的注意事项】

1. ABCD 评估　出现发绀时不一定需要立即急救，但病理性发绀一般需要快速处理，纠正全身或者局部的缺氧状态。若发绀伴随心率下降和 / 或反应低下等，则需快速给予急救措施。

2. 发绀出现的时间和青紫型先天性心脏病存在一定关系　早期（出生 1 周内）出现的发绀可考虑完全型大动脉转位、右心室发育不良、三尖瓣下移畸形或闭锁、完全性肺静脉异位引流、肺动脉闭锁或重度狭窄等；晚期发绀（出生 1 周后）可考虑肺动脉瓣闭锁伴室间隔缺损、严重肺动脉瓣狭窄、主动脉瓣狭窄、左心室发育不良综合征、法洛四联症或其他复杂畸形等。

3. 发绀部位的分布和疾病的关系　外周和肢端末梢发生的单纯性发绀多提示外周性发绀，考虑保暖不足或有局部和 / 或全身的循环灌注障碍；上下肢发绀程度不同，提示肺动脉和降主动脉之间存在异常交通支，下肢发绀而上肢无发绀见于 PDA、肺动脉高压、导管前型主动脉缩窄；上肢发绀而下肢无发绀见于完全型大动脉转位合并 PDA。

4. 发绀的伴随症状评估　呼吸系统常评估发绀是否伴随三凹征、鼻翼扇动、呻吟等呼吸困难表现、胸廓起伏是否一致、呼吸音是否对称，存在经外周置入中心静脉导管（peripherally inserted central catheters，PICC）等中心静脉导管时注意评估导管尖端位置是否适宜；循环系统评估是否伴随心脏杂音、心界扩大、肢端湿冷、尿量下降等，以及是否伴随低体温、硬肿症、全身皮肤绯红等。

5. 排除引起发绀的物理因素　使用呼吸机辅助通气的患儿发生发绀及呼吸困难时，护士应有意识地评估呼吸机管路通畅情况和参数设置是否合理、气管导管是否脱管、异位、堵塞等，避免忽略因物理因素造成的发绀。

6. 发绀的评估受检查时光线、皮肤色素和厚度等因素影响　皮肤黏膜存在异常色素沉着时不易评估发绀，此时可结合患儿 SpO_2 和血气分析检查结果等判断。

（白珍华　王雪娟　吴小红）

第三节 呼吸困难

呼吸困难是指主观上的呼吸费力以及客观存在的呼吸窘迫，有呼吸频率、节律、强弱、深浅等的改变，吸气与呼气比例失调，表现为呼吸急促、呼吸费力、点头样呼吸、鼻翼扇动、张口呼吸、呻吟、三凹征阳性（胸骨上窝、剑突下窝、肋间隙吸气时凹陷）等。呼吸困难是新生儿常见的症状之一，早产儿更为常见，发生率约26%，足月儿发生率约2.06%。呼吸困难直接影响机体氧合状态，可能导致不同程度的低氧血症、酸中毒，从而损伤机体各器官功能。因此，需及时识别呼吸困难的原因并妥善处理，避免延误病情。

【临床情境】

患儿男，因"早产后呼吸困难25分钟"于5月15日10:48入院，入院时年龄25分钟。患儿系G_3P_1，自然分娩出生，出生胎龄25^{+5}周，出生体重610g。Apgar评分1，5，10分钟分别为6分、8分、9分，出生后予气管插管、T组合正压通气后转入我科。住院至7月26日时矫正胎龄36周，体重2 200g。目前诊断：超低出生体重儿、超早产儿、新生儿呼吸窘迫综合征、新生儿肺炎等。

发现症状：7月26日16:00，发现患儿在鼻导管吸氧下，呼吸频率>80次/min，心电监护显示HR 177次/min，SpO_2 90%。

临床思维过程：

1. 该患儿发生了什么状况？如何评估？
2. 发生该状况的原因是什么？
3. 应该如何处理？

【启动症状评估】

（一）启动症状评估所需的理论基础

呼吸困难是指新生儿的呼吸频率、节律、强弱、深浅等的改变，吸气与呼气比例失调，表现为呼吸急促、呼吸费力、点头样呼吸、鼻翼扇动、张口呼吸、呻吟、三凹征阳性等。任何原因所致的肺通气和/或肺换气功能障碍均可引起呼吸困难。呼吸困难可能是呼吸系统本身的疾病所致，也可能是其他疾病的全身表现之一。

1. 呼吸系统疾病

（1）肺部疾病：各种肺部疾病均可导致新生儿呼吸困难。

1）NRDS：指由于缺乏肺表面活性物质导致肺泡萎陷损伤渗出的急性呼吸衰竭。生后不久即出现气促、呻吟、三凹征等呼吸困难表现及发绀，生后 6 小时内进行性加重。听诊双肺呼吸音减弱，胸部 X 线检查可明确诊断。

2）感染性肺炎：在宫内、分娩过程中或出生后，各种病原菌的侵袭均可导致新生儿感染性肺炎。炎症导致小气道阻塞，肺通气换气障碍，导致低氧血症。早期新生儿感染性肺炎以气促、呻吟、三凹征、反应差为主，晚期新生儿感染性肺炎可有发热、食欲低下、拒奶、吐奶、咳嗽等。X 线检查可明确诊断。

3）新生儿湿肺：是一种因生后肺内液体吸收障碍导致的自限性疾病，多见于剖宫产分娩出生足月儿，主要表现为生后早期的呼吸困难，一般在 24～72 小时内自行缓解。呼吸困难表现一般早于发绀症状，听诊双肺呼吸音减弱，可闻及湿啰音。X 线征象主要表现为肺泡积液征、间质积液、叶间胸膜和胸膜腔积液。

4）肺出血：新生儿肺出血常发生在一些严重疾病的晚期，患儿常有感染、缺氧、早产、寒冷损伤等基础病史，且一般原发病较重。患儿在原有疾病，如重症肺炎、NRDS、MAS 等基础上，于病程中突然出现气促、心率增快、面色苍白或发绀表现，肺部可闻及中粗湿啰音，多数可从口鼻、气管导管内流出或吸引出血性液体。

5）气胸和纵隔积气：因肺通气压力过高伴肺通气不均导致肺泡破裂发生气胸，气体进入胸膜腔，压迫一侧或双侧肺，导致呼吸困难，纵隔积气时还可伴静脉回流障碍和循环衰竭。患儿在原有呼吸系统疾病，如重症肺炎、NRDS、MAS 等基础上，病情突然恶化，突然出现呼吸增快伴呻吟、心率增快、面色苍白或发绀表现，单侧气胸时听诊双肺呼吸音不对称，患侧呼吸音减弱或未闻及，双侧气胸时双侧呼吸音均减低。X 线检查可明确诊断。

6）乳糜胸和胸腔积液：乳糜胸是指淋巴液漏入胸腔，是新生儿期胸腔积液的常见原因之一。漏液进入胸腔，压迫肺部，导致呼吸困难、发绀等症状。听诊呼吸音减弱，叩诊患侧胸部呈浊音，一侧积液时心脏和纵隔向健侧推移，双侧积液者无移位，但呼吸困难更明显。超声、X 线可以判断胸腔积液的存在。

7）脓胸和脓气胸：胸膜急性感染导致脓胸，可合并胸腔积脓，如若合并气体蓄积则称为脓气胸。胸膜感染致使大量脓性渗液积聚在一侧或两侧，压迫肺，病程长者壁层与脏层胸膜增厚粘连，肺叶扩张及膈肌活动受限，患儿表现为呼吸困难、发绀等，患侧胸廓饱满，叩诊呈浊音，脓气胸时上胸部呈鼓音，听诊呼吸音减弱。

8）间质性肺气肿（interstitial pulmonary emphysema，PIE）：在肺实质疾病基础上、机械通气状态下，因肺泡通气不均一，气体较易进入顺应性较好的肺泡，使其过度扩张而破裂，常见于早产儿应用机械通气者。临床症状取决于未受累的肺组织的范围和功能，除呼吸困难外，可伴低血压、心动过缓、低氧血症、高碳酸血症和酸中毒。PIE 诊断缺乏临床特异性，主要依赖胸部 X 线诊断。

9）BPD：是指新生儿在出生后 28 天或矫正胎龄 36 周以后仍需依赖氧气，主要见于胎龄<28 周、出生体重<1 000g 的早产儿。BPD 发生的本质是在遗传易感的基础上，氧中毒、气压伤、容量损伤、炎症等因素导致发育不成熟肺的损伤。表现为呼吸困难、三凹征、干湿啰音等呼吸功能不全的症状以及发绀等全身症状，需氧气支持、提高氧浓度或辅助通气，持续时间超过 28 天或持续至早产儿矫正胎龄 36 周。

（2）呼吸道梗阻：包括先天性气道发育畸形、吸入异物、气管受压迫，可造成呼吸道阻力增加、通气障碍，导致吸气性或呼气性呼吸困难。上呼吸道梗阻时多表现为吸气性呼吸困难，下呼吸道梗阻时多表现为呼气性呼吸困难。

1）先天性气道发育畸形：在胎儿发育过程中各种原因可能导致胎儿发育畸形。先天性气道发育畸形可在出生后较早出现呼吸困难表现，视诊可见外观畸形，如喉蹼、皮埃尔•罗宾综合征；听诊可闻及异常呼吸音、喉喘鸣，如喉软骨发育不良、喉气管软化、声门下狭窄、气管狭窄等；置入吸痰管或胃管困难时提示可能存在后鼻孔闭锁、食管气管瘘。

2）吸入异物梗阻：如胎粪或大量羊水吸入、胃内容物误吸入肺或气管食管瘘致使消化液经瘘口进入气道。羊水、胎粪、奶汁吸入时，堵塞小气道，多表现为呼气性呼吸困难。MAS 患儿出生时指甲、皮肤、脐带严重粪染，口鼻有粪渣，出生时即可出现呼吸困难，胸部体征有过度充气的表现，听诊可闻及啰音。

3）气管受压迫：气道周围非正常的解剖结构可导致气道受压，有吸气性呼吸困难的表现，如畸胎瘤、血管瘤、血管环综合征（主动脉或胸腔内其他动脉畸形压迫气管和食管），可通过超声等检查确认。

（3）其他呼吸系统原因：其他各种导致肺膨胀受限的原因均可引起呼吸困难。

1）胸廓和相关结构畸形：如脊柱畸形、漏斗胸等。

2）膈疝、膈膨升：膈疝、膈膨升时腹腔脏器压迫肺部，致使新生儿出生后出现阵发性气促、发绀，哭闹和哺乳时加重，伴呕吐症状。查体见患侧胸部膨隆大于健侧，呼吸音减弱，有时可听见肠鸣音，腹部平坦空虚。可经影像学检查确诊。

3）严重腹胀：严重腹胀时膈肌上抬，肺膨胀受限引起呼吸困难。

2. 循环系统疾病

（1）心力衰竭：心力衰竭时各种原因导致心脏充血、泵血功能障碍，尤其是左心衰竭时，肺血流增多淤滞，发生肺水肿而出现明显的呼吸困难症状。可继发于严重的先天性心脏病、重症肺炎、心肌炎、循环负荷过重等，感染和剧烈哭闹是常见诱因，除呼吸困难外，多伴有心率增快、肝脏增大、少尿或者无尿、烦躁不安或反应差、颈静脉怒张等表现。B 型脑钠肽（B type brain natriuretic peptide，BNP）反映心室压力，在早期心力衰竭即可增高，可作为心力衰竭的特异性诊断标志物。

（2）PPHN：因窒息、肺炎、NRDS、MAS 等多种原因导致新生儿生后肺循环压力和阻力下降障碍，心房和动脉导管水平的右向左分流持续存在，表现为呼吸困难、严重发绀且吸氧后不能缓解，右上肢血氧饱和度、动脉血氧分压大于下肢等。胸部 X 线检查可见肺部病变与低氧程度不相符，超声心动图可诊断 PPHN。

3. 中枢神经系统疾病　各种原因引起呼吸中枢功能障碍会导致中枢性呼吸困难。HIE、新生儿窒息、颅内出血、颅内感染时，脑血管自动调节能力下降，血管通透性增加，出现脑水肿和颅内压增高，抑制呼吸中枢；缺氧和感染可直接损伤大脑，影响呼吸中枢功能；代谢性酸中毒、低血糖可导致中枢神经系统代谢异常，影响呼吸中枢功能；使用吗啡、苯巴比妥等中枢神经系统抑制剂等药物对呼吸中枢有抑制作用。神经系统疾病导致的呼吸困难一般伴随呼吸型态异常，如呼吸深大、呼吸浅慢、呼吸暂停，还可有惊厥、肌张力增高或减低、激惹或反应低下等神经系统表现。

（二）呼吸困难症状评估方法及过程

1. 运用病情评估框架（ABCD+OPQRST）进行身体外部表现评估　评估项目及结果见表 3-3-1。

表 3-3-1　呼吸困难症状评估——身体外部评估过程及结果

评估项目	评估结果
airway　气道	看：平卧鼻吸气体位，胸腹部有起伏，口、鼻腔无奶汁、分泌物 听：偶有哭声 无气道梗阻

续表

评估项目	评估结果
breathing 呼吸	看：鼻导管吸氧下胸腹部起伏剧烈，双侧胸廓起伏一致，三凹征阳性，鼻翼扇动，点头样呼吸，无胸廓饱满 数：>80 次 /min 听：双肺呼吸音对称，无呼吸音减弱，双肺底闻及中细湿啰音，未闻及喉喘鸣、哮鸣音
circulation 循环	看：全身皮肤稍苍白，伴大理石样花斑，口唇轻微发绀，SpO_2 90% 测：毛细血管再充盈时间上肢 5s，下肢 4s；血压未测（患儿烦躁） 触摸：四肢稍凉 听：心音稍弱，心律齐，无杂音，HR>180 次 /min
disability 意识	看：稍烦躁，有间断哭闹，无泪 触摸：四肢肌张力正常
ABCD 评估结论：需要抢救 清理呼吸道（无奶汁、血性物质），安抚患儿，立即提高吸氧浓度，将鼻导管吸氧改为无创辅助通气（nCPAP 模式），15min 后患儿呼吸频率降至 64 次 /min，HR 降至 169 次 /min，SpO_2 93%（右上肢及下肢），鼻翼扇动及点头样呼吸消失，口唇转红润，仍有三凹征。测量血压为 61/31mmHg，平均动脉压 36mmHg	
onset 部位 / 时间	7 月 26 日 16：00（生后 72d）
palliation 缓解 / 加剧	较前加剧：此前鼻导管吸氧下无呼吸困难表现 吸氧后呼吸困难可缓解
quality 症状性质	吸气性呼吸困难
related 伴随症状	心率增快、心音弱、全身皮肤稍苍白、伴大理石样花斑、四肢稍凉（测核心温度 36.3℃），毛细血管再充盈时间延长，肝脏长大（肋下 3cm、剑突下 3cm）、烦躁不安；不伴差异性发绀、抽搐、肌张力改变、前囟膨隆、腹胀、呕吐、便血等
severity 严重程度	严重（紧急血气分析提示 pH 7.25，$PaCO_2$ 43mmHg，PaO_2 75mmHg）
time 持续时间	突然发作，不涉及
回答问题一：运用病情评估框架对患儿进行全面评估，结果显示，7 月 26 日 16：00 发现患儿出现呼吸困难，表现为呼吸急促、鼻翼扇动、点头样呼吸、三凹征阳性、症状较前明显加剧，伴体温下降（核心温度 36.3℃）、心率增快、心音弱、全身皮肤稍苍白、皮肤大理石样花斑，口唇轻微发绀，四肢稍凉和肝脏长大、烦躁不安，不伴抽搐、肌张力改变、前囟膨隆、腹胀、呕吐、便血症状。呼吸困难在提高吸氧浓度及更换为 nCPAP 辅助呼吸后可缓解	

2. 利用病史采集和辅助检查资料进行身体内部变化评估　基于呼吸困难发生理论原因，采集病史信息、实验室检查及影像学检查结果，评估呼吸困

难发生前身体内部的变化。

（1）病历资料：①现病史，出生胎龄 25^{+5} 周，出生体重 610g，已住院 72 天，矫正胎龄 36 周，目前体重 2 200g。②护理记录显示患儿住院 72 天，经历有创机械通气 18 天、无创辅助通气（NIPPV、HHHFNC）40 天，目前鼻导管吸氧 14 天（FiO_2 30%，氧流量 0.6L/min）。症状发生前体温、心率、呼吸频率、血压、SpO_2、血糖等大致正常。予氨苄西林钠、头孢哌酮钠他唑巴坦钠抗感染，已停药 14 天；先后置入脐静脉导管（umbilical venous catheter，UVC）、PICC，予静脉营养支持，现已拔除中心静脉导管并停止肠外营养 14 天。目前母乳 35ml 喂养，每 3 小时 1 次，能经口进食约 20ml，剩余约 15ml 需鼻饲喂养，近期无腹胀、呕吐。每日大便 1～2 次，颜色及量正常，近 6 小时尿量 8ml，计算当日 16 小时尿量为 0.72ml/（kg•h），较前明显减少。

（2）超声检查：头颅 B 超（7 月 3 日）无异常，心脏彩超（7 月 3 日）提示动脉导管未闭（1.5mm）、卵圆孔未闭、房间隔小缺损。

（3）影像学检查：胸部 X 线检查（7 月 11 日）提示双肺炎症，伴广泛肺间质改变。

（4）实验室检查：7 月 24 日（此症状前两天）Hb 148g/L，HCT 38%，CRP 5.4mg/L，PCT 0.5ng/ml，白细胞计数（white blood cell，WBC）9.7×10^9/L，中性粒细胞百分比 54%。

（5）用药：口服维生素 D、维生素 AD、左甲状腺素钠。

（6）其他信息：症状发生前半小时内患儿间断烦躁、哭闹，未饮奶。

3．呼吸困难的原因推断　基于呼吸困难的理论原因，整合评估信息，初步推断本次呼吸困难发生的可能原因，推断过程及结果见表 3-3-2。

表 3-3-2　呼吸困难症状发生的原因推断

呼吸困难理论原因	该病例表现		结论
	符合理论原因的依据	不符合理论原因的依据	
肺部疾病			
（1）NRDS	呼吸困难	症状发生时，患儿日龄 72d，而 NRDS 发生在生后早期	排除
（2）感染性肺炎	呼吸困难，全身皮肤稍苍白，伴大理石样花斑，口唇轻微发绀，毛细血管再充盈时间延长	呼吸困难突然发作	不排除
（3）湿肺	呼吸困难	症状发生时，患儿日龄 72d，而湿肺发生在生后早期	排除

续表

呼吸困难理论原因	该病例表现		结论
	符合理论原因的依据	不符合理论原因的依据	
(4)肺出血	突然发生的呼吸困难	口鼻腔无血性分泌物	排除
(5)气胸和纵隔积气	突然发生的呼吸困难	无胸廓饱满及单侧胸廓隆起，听诊双肺呼吸音对称，无呼吸音减弱	排除
(6)乳糜胸和胸腔积液	突然发生的呼吸困难	无胸廓饱满及单侧胸廓隆起，听诊双肺呼吸音对称	排除
(7)脓胸和脓气胸	呼吸困难	无胸廓饱满及单侧胸廓隆起，听诊双肺呼吸音对称	排除
(8)间质性肺气肿	呼吸困难	呼吸困难发生前未行机械通气	排除
(9)BPD	呼吸困难，患儿日龄72d，此前持续用氧超过28d，矫正胎龄36周仍需氧气支持	呼吸困难突然发生	不排除
呼吸道梗阻			
(1)先天性气道发育畸形	呼吸困难	呼吸困难在生后72d发生，此前未发现有气道发育畸形；未闻及喉喘鸣、哮鸣音等；无置入胃管、吸痰管不畅	排除
(2)吸入异物梗阻	呼吸困难	口鼻腔无奶汁及分泌物	排除
(3)气管受压迫	呼吸困难	未闻及喉喘鸣、哮鸣音；呼吸困难发生在生后72d	排除
其他呼吸系统原因			
(1)胸廓和相关结构畸形	呼吸困难	症状发生晚，无身体外观畸形	排除
(2)膈疝、膈膨升	呼吸困难	症状发生晚，胸部X线检查未见相应表现	排除
(3)严重腹胀	呼吸困难	不伴腹胀	排除
循环系统疾病			
(1)心力衰竭	突然发生的呼吸困难，伴心率增快、心音弱、烦躁不安、全身皮肤稍苍白、皮肤大理石样花斑，口唇发绀，四肢稍凉和肝脏长大，尿量减少；症状发生前半小时内患儿间断烦躁、哭闹	无	考虑

续表

呼吸困难理论原因	该病例表现		结论
	符合理论原因的依据	不符合理论原因的依据	
(2) PPHN	突然发生的呼吸困难	右上肢及下肢 SpO_2 相同，无差异性发绀	排除
中枢神经系统原因			
(1) HIE、颅内出血、颅内感染	呼吸困难，烦躁不安	症状发生较晚，无前囟膨隆、抽搐、肌张力改变等	排除
(2) 使用中枢神经抑制剂：苯巴比妥、吗啡等	呼吸困难	无相关药物用药史	排除
该案例呼吸困难发生可能原因的初步推论： BPD 合并心力衰竭导致此次呼吸困难的可能性大，不排除感染性肺炎导致呼吸困难			

4. 对呼吸困难发生可能原因的确证追踪

(1) 感染性肺炎原因追踪：7 月 26 日胸部 X 线检查提示双肺炎症，较前（7 月 11 日）有改善。实验室检查示中性粒细胞百分比 52%，中性粒细胞绝对值 8.22×10^9/L，CRP 1.3mg/L，PCT 0.05ng/ml，Hb 133g/L。排除因感染性肺炎加重导致患儿呼吸困难。

(2) BPD 原因追踪：患儿生后连续用氧超过 28 天，矫正胎龄已满 36 周，仍需用氧，BPD 诊断明确。

(3) 心力衰竭原因追踪：7 月 26 日胸部 X 线检查提示心影增大，心胸比 0.63。7 月 26 日心脏彩超提示心功能降低，左室射血分数 41%。7 月 26 日无创心输出量测定提示低排高阻。7 月 26 日实验室检查示 BNP 1 578pg/ml。

确证追踪结果：对病例的确证追踪佐证了本次呼吸困难症状的评估及原因推断基本正确。患儿原有 BPD，突发心衰，导致此次突发的呼吸困难，暂不伴有重症肺炎和感染加重的情况。（回答问题二）

【症状评估后的处理】

（一）正确护理呼吸困难的理论基础

呼吸困难是机体缺氧时的代偿性活动，机体通过增加呼吸频率、辅助呼吸肌做功等增加通气量，增加氧供。但相对于儿童和成人，新生儿耐疲劳的呼吸肌少，呼吸困难症状容易迅速进展为呼吸衰竭、心力衰竭等，因此识别呼吸困难后应该尽快对症给予呼吸支持，对因解除引起呼吸困难的原发因素。

1. 呼吸困难的急救处理　将患儿置于鼻吸气体位，判断有无呼吸道异物（奶汁、痰液等），必要时清理呼吸道，保持呼吸道通畅。根据呼吸困难的程度给予适当的呼吸支持，如鼻导管吸氧、面罩或头罩吸氧、无创辅助通气、有创机械通气。

2．呼吸支持　呼吸困难的新生儿多伴有低氧血症和/或高碳酸血症，呼吸支持是缓解呼吸困难的重要对症治疗措施，也是治疗相关原发病（如NRDS、MAS、PPHN等）的重要治疗策略。可根据患儿的发病原因、临床表现及血气分析结果进一步选择适宜的呼吸支持方式。

（1）氧疗：推荐使用空氧混合仪调节适宜的、准确的吸氧浓度，维持目标PaO_2在50～80mmHg（早产儿50～70mmHg），早产儿SpO_2维持在90%～94%。不同的氧疗的方式有不同的氧流量要求，鼻导管吸氧一般流量为0.3～0.6L/min，面罩吸氧常用氧流量为1～1.5L/min，头罩吸氧常用流量为5～8L/min。如果常压给氧不能纠正低氧血症，应及时给予无创辅助通气或有创机械通气，维持肺泡的开放和通气、换气功能。但发生气漏综合征时不推荐使用正压给氧，予常压给氧或有创机械通气，以免气漏加重。

（2）气道管理

1）保持气道通畅：将患儿置于鼻吸气体位，避免气道过于屈曲或仰伸。保持呼吸机管道通畅，防止管道折叠、脱落。

2）按需吸痰。吸痰的指征包括：①当口鼻腔或气管导管内出现可见的分泌物或血液。②双肺听诊湿啰音、痰鸣音或呼吸音降低。③SpO_2降低、呼吸困难加重怀疑气道分泌物堵塞所致。④呼吸机监测面板上出现锯齿样波形且排除管路积水、抖动引起。⑤压力控制模式下潮气量下降或容量控制模式下气道峰压升高，考虑气道分泌物增多引起。

3）调节合适的吸痰压力：新生儿吸痰压力应控制在80～100mmHg，避免压力过大导致的气道黏膜损伤。

4）其他：应注意对使用呼吸机患儿的输入气体加温、湿化，以预防气道黏膜干燥、出血，痰液黏稠、导管堵塞和低体温的发生。及时倾倒呼吸机的冷凝水，严格无菌操作，保持呼吸机管路低位，预防呼吸机相关性肺炎（ventilator associated pneumonia，VAP）。

3．对因治疗　NRDS者给予外源性PS替代治疗；气胸、胸腔积液、乳糜胸者给予胸腔穿刺及胸腔闭式引流；肺炎者予抗感染；心力衰竭者予强心、利尿、血管活性药物减轻循环负荷，维持有效循环。

（二）该案例患儿的护理干预（回答问题三）

1．呼吸困难的急救处理　将患儿置于轻度仰伸位利于保持呼吸道通畅。吸痰，立即提高吸氧浓度，将鼻导管吸氧改为无创辅助通气（nCPAP模式）。在病因纠正前，呼吸困难会持续存在甚至加重，予重点监护，必要时在床旁准备好急救物资，具体同呼吸暂停（见本书第三章第一节）。

2. 对因护理

（1）用药护理：快速建立静脉双通道，遵医嘱使用多巴胺及多巴酚丁胺 8μg/（kg•min）持续静脉泵入，准确配制药物剂量。多巴胺及多巴酚丁胺易导致外周血管收缩、组织缺血，需密切评估输液部位，可同时使用稀释酚妥拉明溶液外敷输注部位，尽快建立中心静脉通道输液。密切监测心率、血压、尿量，根据循环状况遵医嘱调节输液速度。遵医嘱予咪达唑仑持续静脉泵入，准确配制药物剂量，评估药效，警惕呼吸浅慢、呼吸暂停等呼吸抑制并发症。

（2）营养支持：适当限制液体量，避免输液速度过快。

3. 对症护理

（1）无创辅助通气护理：见本书第三章第一节。

（2）保暖：维持中性温度可减少机体氧耗，故保暖对呼吸困难患儿尤为重要，尤其存在低体温、循环差者更应加强保暖。呼吸和循环常常相互影响，应注意评估末梢灌注情况，评估皮肤温度和颜色，观察有无肢端发绀、大理石样花斑，大理石样花斑通常提示灌注不良。提升暖箱温度 0.5～1℃，提升湿度至 60%，监测核心温度，直至核心温度恢复正常。

4. 基础护理　保持安静，减少刺激。哭闹会增加机体耗氧，增加呼吸和循环负担，应及时安抚，可予非营养性吸吮、皮肤接触、襁褓包裹、鸟巢护理、袋鼠式护理等非药物干预措施。非药物干预措施效果不佳时，必要时可使用镇静药物，预防因哭闹、呼吸循环负荷过重导致的心力衰竭并发症。

5. 预防感染　感染可加重心衰。对患儿实施严密保护性隔离，严格执行手卫生和无菌操作。

【呼吸困难评估的注意事项】

1. 准确识别引起呼吸困难的原因　识别呼吸困难后应依据 ABCD 要点评估是否存在生命威胁，评估的过程应尽可能快速，快速采取处理措施维持生命体征平稳。再进一步分析引起呼吸困难的真正原因，针对病因进行干预是缓解呼吸困难和挽救生命的关键措施。

2. 排除引发呼吸困难的物理因素　进行 ABCD 评估和急救处理后，首先要注意识别有无物理因素引起的呼吸困难，并及时解除。如使用呼吸机辅助通气的患儿发生呼吸困难时，应评估呼吸机管路通畅情况和参数设置是否合理；评估气管导管是否脱管、异位、堵塞，避免因为物理因素而导致呼吸困难。

（陈秋菊　王雪娟　曹潇逸）

第四节 腹 胀

腹胀为腹部局限性或全腹部膨隆，是新生儿期常见症状之一，常与呕吐相伴，严重者可伴腹壁皮肤发亮、紧张、颜色改变等。腹胀可以是单纯的消化系统疾病引起，也可能是患儿病情危重的征兆。严重腹胀可导致膈肌活动受限，肺通气障碍，胸、腹腔内血液循环障碍，加重疾病的病理生理过程。

【临床情境】

患儿男，因“早产出生后自主呼吸弱”于11月5日11:20入院，入院时年龄33分钟，系G_1P_1，出生胎龄28^{+2}周，自然分娩出生，出生体重1 000g，Apgar评分1，5，10分钟分别为8分、9分、9分，无生后抢救史。入院诊断：极低出生体重儿、极早早产儿、新生儿呼吸窘迫综合征、新生儿肺炎。

入院后予气管插管机械通气，禁食，次日改为无创辅助通气，予母乳喂养，每次1ml，每3小时一次，逐渐加量至每次3ml，每3小时一次。

发现症状：11月10日(生后第5天)1:00，床旁查看患儿腹部膨隆，伴肠型。

临床思维过程：

1. 该患儿发生了什么状况？如何评估？
2. 发生该状况的原因是什么？
3. 应该如何处理？

【启动症状评估】

（一）启动症状评估所需的理论知识基础

1. 生理性腹胀　正常新生儿或早产儿因消化系统发育不成熟，肠管平滑肌和腹壁肌薄，肠蠕动慢，消化功能弱，喂奶后常出现轻微腹胀，但一般情况良好，腹壁柔软，肠鸣音正常，排气、排便正常，无腹部压痛，体重增长和生长发育不受影响，称为生理性腹胀。其他情况如无创辅助通气、哭闹、吃奶时咽下过多空气，导致胃胀气，亦表现为腹胀。

2. 病理性腹胀　各种病理因素导致的消化道、腹腔内蓄积过多的气体、液体，或腹腔内有较大包块导致的腹胀，称为病理性腹胀，其病因主要分为内科性因素和外科性因素。

(1) 内科性因素

1) 败血症：败血症是指细菌或病毒感染等所致的全身炎症反应综合征。

感染时，肠腔内菌群紊乱，致病微生物易位，肠道黏膜屏障功能破坏，肠道消化功能受损，导致腹胀；细菌毒素抑制神经系统造成中毒性肠麻痹，食物积聚在肠腔致使腹胀；腹胀使肠管壁受压，肠道血液循环和消化功能障碍，加重腹胀；全身炎症反应综合征时大量细胞因子、内毒素、炎症介质造成肠道微循环障碍。新生儿败血症的症状多不典型，除腹胀外，可伴随反应低下、食欲差、发热或体温不升，全身大理石样花斑、血氧饱和度不稳定、呼吸暂停等。

2）NEC：是指因早产、感染、进食、缺血、氧合不足、损伤等原因导致肠黏膜血液供应不足，肠道蠕动减弱，食物堆积在肠腔，加速细菌繁殖，引发肠壁缺血缺氧、炎症损伤，进而致使肠黏膜出血、糜烂及坏死。腹胀是 NEC 最常见的首发症状，也往往持续全病程，可伴随呕吐、反应差、便血、腹部触痛等症状。

3）细菌性腹膜炎：病原菌经血液循环、淋巴系统或穿孔的消化道进入腹腔，导致腹膜充血、水肿及渗出，腹水呈浑浊的稀脓汁。新生儿因免疫系统发育不完善，感染灶容易扩散导致弥漫性腹膜炎。发生腹膜炎时肠蠕动减弱或肠麻痹导致腹胀，其他症状还可能包括呕吐、呼吸急促、拒奶、发绀，严重者出现反应低下、腹壁水肿。查体可见腹部以脐为中心，呈均匀腹胀，肠鸣音消失，叩诊有移动性浊音。重症腹膜炎可无腹膜刺激征，很快进展至全身中毒症状，出现感染性休克症状。

4）胎粪性便秘：新生儿胎便总量约 100～200g，一般在出生 12 小时内排出第一次胎便，最迟不超过 24 小时。新生儿因胎便稠厚、积聚在乙状结肠及直肠内不易排出，出生 48 小时后未开始排便，出现一过性的低位肠梗阻症状，称胎粪性便秘。胎便极度黏稠时可能会造成胎粪性肠梗阻。胎粪性便秘、胎粪性肠梗阻的常见症状除腹胀外，明显伴有胎粪排出延迟，大便量少且极度黏稠。

5）喂养不耐受（feeding intolerance，FI）：早产儿胃肠道发育和功能尚不完善，胃肠动力不足，各种消化酶分泌欠佳，肠道生态也未完全建立，容易发生 FI，表现为呕吐、腹胀、胃潴留等。FI 好发于胎龄<32 周或出生体重<1 500g 的早产儿。

6）牛奶蛋白过敏（cow's milk protein allergy，CMPA）：新生儿消化系统和免疫系统发育不成熟，肠道酶系统不完善，肠黏膜通透性高，难以对过敏原发挥屏障作用，牛奶中 α- 乳白蛋白和 β- 乳球蛋白是最主要的过敏原，配方奶、母乳强化剂和部分含有致敏蛋白的母乳都可能导致 CMPA。足月儿一般出现在生后 10 天左右，早产儿多出现在矫正胎龄 32 周以后。最常见症状为便血、腹胀和腹泻，也可有呕吐、体重不增和食欲下降等。

7）麻痹性肠梗阻：麻痹性肠梗阻多为各种疾病的晚期并发症，如重症感染、呼吸循环衰竭、水电解质紊乱（低血钾、低血镁）、肝肾衰竭等。麻痹性肠梗阻常表现为腹部弥漫性膨隆，肠型轮廓不清或有粗大松弛的管型，无肠蠕动波。腹壁轻度水肿，晚期腹壁可呈蓝紫色，肠鸣音明显减弱或消失，伴随的中毒麻痹症状还包括：反应差或嗜睡、昏迷、低血压、心率增快或减慢、呼吸困难等。此外，乳母、临产孕妇及新生儿应用阿托品、茶碱类药物可引起肠麻痹出现腹胀。

8）腹水：腹水是各种原因造成的腹腔内游离液体集聚，使腹部膨隆，一般引起全腹弥漫性膨隆。腹水较多时可呈蛙状腹，腹部X线可见均质性透亮度降低。

9）肝脾肿大：先天性白血病、严重宫内感染或重度贫血时肝脾肿大使腹部膨隆，白血病可伴皮肤瘀点和瘀斑。

10）甲状腺功能减退：甲状腺激素有促进代谢，刺激肠蠕动的作用。甲状腺功能减退时肠蠕动减慢，胃肠道排空延迟，表现出腹胀、便秘等。

（2）外科性因素

1）机械性肠梗阻：新生儿因消化道先天性畸形、胎粪性便秘、嵌顿疝、术后肠粘连等因素，可导致肠道机械性梗阻，肠内容物通过肠腔受阻、蓄积而导致腹胀。此类腹胀一般发生较早，可见肠型，多伴有呕吐。高位梗阻一般仅上腹部腹胀或无腹胀，呕吐发生早。低位梗阻多表现为全腹胀，呕吐发生时间较晚，不完全梗阻时可反复腹胀。梗阻程度不同可导致没有或仅有少量大便、气体排出，腹部平片可提示异常，胃肠造影检查可确诊。

2）先天性巨结肠（congenital megacolon）：因远端肠管神经节细胞的缺如、持续痉挛，粪便积聚在近端结肠，导致近端结肠肥厚扩张，称为巨结肠。粪便积聚在肠道内，导致新生儿腹胀。腹胀程度与病变程度及是否及时有效处理有关。先天性巨结肠的主要症状为胎便排出延迟或不排胎便，可有呕吐，稍有刺激可出现粗大的肠型及蠕动波，肛门指诊可觉直肠壶腹部的空虚感和直肠内括约肌痉挛。痉挛段不长者，直肠指诊或灌肠后大便“爆破式”排出，症状缓解，数日后症状又复发。

3）消化道穿孔：包括自发性穿孔和继发于严重的肠梗阻或肠坏死的穿孔，是危及生命的急性病症。穿孔后肠腔内气体大量进入腹腔，出现腹部明显膨隆、腹肌紧张、可有腹壁颜色改变，触痛明显（反应低下者可表现不明显），多伴面色苍白或发绀、呼吸窘迫、心动过速或过缓等病情迅速恶化的表现。X线或腹部立位平片典型表现为腹腔、膈下游离气体，肝脏受压下移，胃穿孔时胃泡影消失。

4）腹部实质性包块：腹部肿瘤，占位性病变可导致腹胀。

（二）腹胀症状评估方法及过程

1. 运用病情评估框架（ABCD+OPQRST）进行身体外部表现评估　评估项目及结果见表 3-4-1。

表 3-4-1　腹胀症状评估——身体外部表现评估结果

评估项目	评估结果
airway　气道	看：鼻吸气体位，持续无创呼吸机辅助通气，胸廓起伏一致，无气道梗阻
breathing　呼吸	看：呼吸浅快，不规则 数：68 次 /min 听：双肺呼吸音对称
circulation　循环	看：全身皮肤红润，心电监护显示 SpO_2 93%，心率 155 次 /min 测：血压 65/35mmHg，毛细血管再充盈时间 2s
disability　意识	反应可，四肢肌张力弱
ABCD 评估结论：不需要抢救	
onset　部位 / 时间	全腹膨隆；11 月 10 日 1：00（生后第 5 天，前一次喂奶后 6h）
palliation　缓解 / 加剧	加剧（此次腹胀前 3h 有轻微腹胀但无肠型，已暂停喂养 1 次）
quality　症状性质	全腹膨隆
related　伴随症状	可见肠型，腹部局部皮肤无青紫、花斑。经胃管内抽出 20ml 空气及 4ml 胆汁样胃内容物，无奶汁样物质。肠鸣音减弱，触诊腹壁软，未触及肝脾、肿块，无腹肌紧张及疼痛哭闹。无呕吐、便血及呼吸暂停
severity　严重程度	中度（广泛腹部膨隆，触诊腹壁软）
time　持续时间	3h
回答问题一：运用病情评估框架对患儿进行全面评估，结果显示，患儿在生后第 5 天出现了腹胀，此症状较前加剧，症状发生时可见肠型，伴呼吸浅快，肠鸣音减弱，反应可，四肢肌张力弱，不伴呕吐、便血及呼吸暂停等	

2. 利用病史采集和辅助检查资料进行身体内部变化评估　基于腹胀发生理论原因，采集病史信息、实验室检查及影像学检查结果，评估腹胀发生前身体内部的变化。

（1）病历资料：①现病史。胎龄 28^{+2} 周，矫正胎龄 29 周，出生体重 1 000g，日龄 5 天。②个人史。母亲产前、产时无发热。出生时 1，5，10 分钟 Apgar 评分分别为 8 分、9 分、9 分，无窒息抢救史。无肠道感染病史、腹部外科手术史。③护理记录显示体温、心率、呼吸、SpO_2、血压、血糖维持正常范围，持续无创辅助通气下无呼吸困难、呼吸暂停。小便量正常，大便已1日未解，出生后5日内解大便4次，每次量少、黏稠。11月9日22：00因腹胀暂停喂养一次，发现此次症状至前一次喂养间隔6小时。④医嘱单。无创辅助通气（11月6日开始），母乳喂养，3ml，每3小时一次。11月9日22：00暂停喂养一次。

（2）超声检查：11月6日，头颅彩超未见异常，心脏彩超提示卵圆孔未闭。

（3）影像学检查：11月6日，胸腹X片提示双肺透光度较前（11月5日）稍增高。腹腔肠管广泛充气，未见肠腔明显扩张、积液，较11月5日肠管充气增多。

（4）实验室检查：11月9日（症状发生前一日）WBC 6.5×10^9/L，PCT 0.25ng/ml，CRP 1.2mg/L，Hb 146g/L，余值正常。血气分析及电解质水平正常。未行甲状腺功能筛查。

（5）其他信息：11月7日经下肢置入PICC提供肠外营养支持通道。

3. 腹胀的原因推断　基于腹胀的理论原因，整合评估信息，初步推断本次腹胀发生的可能原因，推断过程及结果见表3-4-2。

表3-4-2　腹胀症状发生原因的初步推断

腹胀理论原因	该病例表现		结论
	符合理论原因的依据	不符合理论原因的依据	
生理性腹胀	腹胀	症状持续3h，且肠鸣音稍减弱	排除
病理性腹胀			
败血症	有腹胀，肠鸣音减弱；系早产儿（28^{+2}周），是败血症的易感人群；置入PICC、辅助通气均可能增加感染的可能性	反应可，全身皮肤红润，不伴呼吸暂停	不排除
NEC	腹胀，肠鸣音减弱	反应可，全身皮肤红润，触诊腹部无疼痛，暂不伴腹泻、便血、呼吸暂停	不排除
细菌性腹膜炎	腹胀，肠鸣音减弱	整体情况较好，反应可，不伴腹肌紧张、腹痛	排除
胎粪性便秘	腹胀，大便已1日未解，生后大便量少	无	不排除
FI	腹胀，早产（28^{+2}周）	母乳喂养	不排除
CMPA	腹胀	母乳喂养	排除

续表

腹胀理论原因	该病例表现		结论
	符合理论原因的依据	不符合理论原因的依据	
麻痹性肠梗阻	腹胀，肠鸣音减弱	生命体征正常；反应可；无电解质异常；无相关药物使用史	排除
腹水	腹胀	无	不排除
肝脾肿大	腹胀	未触及肝脾、肿块	排除
甲状腺功能减退	腹胀	无	不排除
机械性肠梗阻	腹胀，大便量少	大便已解，腹胀发生在生后5d，不伴呕吐，无腹痛，腹部平片未提示异常	排除
先天性巨结肠	腹胀，可见肠型	无呕吐	不排除
消化道穿孔	腹胀	无腹痛、腹肌紧张，反应可，生命体征正常	排除
腹部实质性包块	腹胀	未触及腹部包块	排除
该案例腹胀发生可能原因的初步推论：败血症、NEC、胎粪性便秘、FI、甲状腺功能减退、先天性巨结肠、腹水均可能是导致患儿此次腹胀的原因			

4. 对腹胀发生可能原因的确证追踪

（1）败血症原因追踪：症状后（11 月 11 日）实验室检查结果显示 WBC 6.4×10^9/L，PCT 0.25ng/L，CRP 0.8mg/L，排除感染败血症导致此次腹胀发生。

（2）NEC 原因追踪：症状后（11 月 10 日）腹部 X 片提示未见肠腔明显扩张、积液，未再发生腹胀、便血、腹部压痛、呼吸暂停等症状，排除 NEC。

（3）胎粪性便秘原因追踪：发现此次腹胀后予灌肠及腹部环形按摩后解出大量黏稠胎便，腹胀缓解，肠型消失，可确定此原因。

（4）喂养不耐受原因追踪：患儿表现为腹胀，胃潴留超过喂养量 50%，有中断喂养，可确定为喂养不耐受。

（5）甲状腺功能减退原因追踪：生后第 7 天（11 月 12 日）甲状腺功能筛查结果正常，可排除此原因。

（6）先天性巨结肠原因追踪：发现此次腹胀后予灌肠，胎便未呈“爆破式”排出，此后未再反复发生腹胀，可排除此原因。

（7）腹水原因追踪：症状发生后（11 月 10 日）的腹部 X 线、B 超未提示腹水，可排除此原因。

确证追踪结果：对病例的确证追踪佐证了本次腹胀症状的评估及原因推

论基本正确，胎粪性便秘、喂养不耐受是导致此次腹胀发生的原因。（回答问题二）

【症状评估后的处理】

（一）正确护理腹胀的理论基础

生理性腹胀无需特殊处理，病理性腹胀在明确病因后应给予积极的对因治疗。腹胀病因不明确时应判断是否存在肠梗阻，是机械性还是麻痹性肠梗阻，机械性肠梗阻是完全性还是不完全性，是否有肠穿孔等问题。机械性梗阻、肠穿孔属于外科诊治范畴，需快速外科手术干预。麻痹性肠梗阻多由内科疾病引起，需积极治疗，促使腹胀尽早缓解，避免形成肠穿孔、肠坏死等。

1. 支持治疗和护理

（1）禁食及胃肠减压：根据病情予禁食、间断或持续胃肠减压。对于腹胀明显，尤其是伴有呕吐、肠型的患儿，无胃管者可安置胃管，通过胃管回抽胃内容物，排出胃内蓄积的空气，既减少胃肠道负担，减轻腹胀症状，也是一种评估病情的手段，可判断胃内容物的量和性质，有助于分析引起腹胀的原因。新生儿胃黏膜脆弱，易损伤出血，抽吸过程中应注意动作轻柔。抽吸时辅以胃区的轻柔按摩、变换体位等，有助于抽吸顺利。严重腹胀伴肠鸣音减弱或消失，考虑感染、消化道缺氧、缺血的患儿需及时禁食、胃肠减压以充分减轻消化道负担，促进消化道微循环改善。

（2）促进排便：密切评估早产儿胎便排出的时机、次数、量、性状、黏稠程度，若有胎便排出延迟、排便量少、大便黏稠等，则需采取适当措施促进排便。常用的灌肠液体为温热的生理盐水与甘油制剂的稀释液，但生理盐水和甘油的稀释比例目前无统一定论。

（3）体位治疗：右侧卧位和俯卧位有助于减轻胃潴留，促进胃排空；左侧卧位有助于预防胃食管反流。但早产儿俯卧位可增加婴儿猝死综合征的风险，需要在严密监护和观察下给予俯卧位。

（4）腹部按摩及抚触：可减少早产儿胃残余量和呕吐次数，可每天两次腹部轻柔按摩，顺时针方向，每次 15 分钟。

（5）循环和呼吸系统支持：严重的腹胀可能导致膈肌上抬，影响肺通气和循环。当腹胀伴随呼吸循环异常，如气促、呼吸困难、呼吸暂停、心率增快等，需给予呼吸支持。

（6）营养支持：根据病情和腹胀严重程度，给予全肠外营养或部分肠外营养，给予足够的液体和营养素，维持血糖正常，纠正水电解质紊乱。

2. 病因治疗　积极控制感染，纠正缺氧、酸中毒和电解质紊乱，改善贫血，消化道畸形或有外科手术指征的患儿应及时手术治疗等。

3. 腹胀预防

(1) 奶制品的选择：早产儿首选亲母母乳喂养，其次选择捐赠人乳，然后选择早产儿配方奶，不推荐常规使用水解蛋白奶粉或氨基酸配方奶。

(2) 微量喂养：早期的微量喂养［即喂养量 12～24ml/（kg•d）］可促进胃肠道成熟。

(3) 初乳口腔免疫：用约 0.2ml 初乳滴入患儿口腔或者用蘸取初乳的棉签进行口腔黏膜刺激，可促进免疫系统成熟，推荐生后尽早应用。

(4) 个体化增加喂养量：缓慢加奶通常是指加奶速度 15～20ml/（kg•d），快速加奶是指加奶速度 30ml/（kg•d）。

(5) 口腔运动干预：包括非营养性吸吮和口腔按摩，可促进胃肠道运动和黏膜成熟，减少腹胀、呕吐和胃潴留发生。

(6) 袋鼠式护理：母亲和新生儿皮肤与皮肤直接接触，可有效降低腹胀、呕吐和胃潴留发生率，还可增加母亲泌乳量。

（二）该案例患儿的护理干预（回答问题三）

1. 对症护理　暂禁食一次，在腹胀缓解后根据情况重新开始喂养。遵医嘱灌肠，每日两次，灌肠后予腹部顺时针环形按摩，并评估灌肠和腹部按摩的效果，记录大便排出的量、颜色、性状等，做好交接班。

2. 喂养管理　指导患儿母亲保持泌乳和正确地收集、贮存母乳，并鼓励送母乳至病房，保障母乳喂养。每次喂养前联合口腔按摩和初乳口腔免疫操作。在患儿生命体征稳定后，为患儿和母亲提供袋鼠式护理。根据腹部体征情况谨慎加奶，避免加奶不当导致 NEC。

3. 病情观察　密切评估患儿腹部体征，包括腹胀、肠型、肠鸣音、腹壁颜色、腹肌张力和有无触痛及呕吐，评估腹胀有无缓解或加重，有无感染尤其是 NEC 的征象。但不必常规测腹围和每次回抽胃内容物以判断胃潴留情况。

【腹胀评估的注意事项】

1. 腹胀可能是感染性疾病的前驱症状　在感染早期及感染较轻微时，患儿仅表现为反复腹胀，食欲、反应等无明显异常，其他症状体征也不明显。此时不能因为感染指标尚正常，就轻易地彻底排除 NEC、败血症等潜在原因。疾病是不断发生发展的，腹胀时继续喂养、不适宜增加奶量等会持续加重肠胃负担，可能诱发感染、NEC。

2. 胎便排出不畅可能是早产儿生后早期腹胀的唯一原因　新生儿尤其是早产儿的胎便黏稠，加之肠蠕动慢，使胎便不易排出，胃肠道内容物逐渐蓄积，可能较早出现腹胀、呕吐等表现，使加奶失败，辅助排出胎便后则消化道症状缓解，加奶顺利。灌肠是一种常用的诊断性护理措施，若灌肠后大便排出，性状黏稠，并且腹胀症状缓解，则说明腹胀的原因是胎便排出不畅。

3. 极早产儿和超早产儿容易发生肠梗阻 极早产儿和超早产儿由于消化系统发育未完全，容易发生肠梗阻。在肠梗阻不完全，梗阻较轻微时，患儿腹胀、呕吐症状发展缓慢，因此，不能简单地认为有胎便排出就表示消化道通畅，从而排除畸形。此外，若常规处理措施，例如灌肠、抚触、禁食和胃肠减压、抗感染、纠正贫血等，能使腹胀及其他症状好转，则并不一定需要立即完善消化道造影检查以求彻底排除先天性畸形，以免过度检查。

（张 智 蒋 敏 郑 文）

第五节 呕 吐

呕吐（vomiting）是指胃内容物及一部分肠内容物在消化道内逆行而上，从口腔排出的过程，是消化道功能障碍的一种表现。呕吐是新生儿期许多疾病的常见症状，据文献报道，同期住院新生儿中呕吐患儿占10%左右；因呕吐原因急诊就诊的患儿占36%。呕吐有引起吸入性肺炎的风险，重者可导致患儿窒息死亡。

【临床情境】

患儿男，因“早产后呼吸困难27分钟”于3月19日18:50入院，入院时年龄27分钟，系G_4P_3，出生胎龄30^{+2}周，剖宫产分娩出生，出生体重1 360g，Apgar评分1，5，10分钟分别为7分、8分、9分，生后予初步复苏。入院诊断：极低出生体重儿、极早产儿、轻度窒息、新生儿肺炎。

发现症状：3月23日18:30，发现患儿呕吐胆汁样物质，量约3ml。

临床思维过程：

1. 该患儿发生了什么状况？如何评估？
2. 发生该状况的原因是什么？
3. 应该如何处理？

【启动症状评估】

（一）启动症状评估所需的理论知识基础

新生儿呕吐根据病因可分为内科性呕吐和外科性呕吐。

1．内科性呕吐　是新生儿呕吐的主要原因，占新生儿呕吐的80%～90%。以呕吐奶汁和咖啡色物质为主，不含粪便成分，常伴消化系统以外的症状，如发绀、呼吸困难、心动过速、反应低下等，腹部X线立位平片无异常，可有窒息史、产前感染、喂养不当、过敏史等。常见的内科性呕吐原因如下：

（1）胃黏膜受刺激：咽下综合征（吞入羊水量过多、吞入被胎粪污染的羊水或血性羊水）、胃黏膜出血、应激性溃疡、口服药物等，可使胃黏膜受刺激导致胃酸及黏液分泌亢进引起呕吐。咽下综合征患儿的呕吐症状出现早，在尚未开奶时即可发生，呕吐物多为泡沫样黏液，可含咖啡色物质，通常在1～2天后将咽下的异物吐干净后，呕吐即停止，一般情况良好，无腹部异常体征。胃黏膜出血、应激性溃疡时呕吐物呈红色或咖啡色。引起呕吐的常见药物有：氨茶碱、两性霉素B、铁剂、洋地黄类药物等。孕妇或乳母使用洋地黄、依米丁可通过母乳引起新生儿呕吐。

（2）喂养不当：由于新生儿胃呈水平位、胃容量小、食管下括约肌较短、贲门括约肌发育差、胃肠道动力差等解剖生理原因，新生儿更容易因喂养不当导致呕吐，如奶嘴孔过大、喂奶前哭闹大量吞入空气、喂养量过多及频繁、奶液浓度不当、奶液温度不当、喂奶后立即平卧或频繁搬动婴儿等。喂养不当导致的呕吐与喂养时机关系密切，主要发生在喂奶后不久，呕吐物为奶汁。

（3）胃食管反流：胃内容物（包括从十二指肠流入胃内的消化液等）反流入食管的一种临床症状，通常表现为溢乳、轻度呕吐。分为生理性胃食管反流和病理性胃食管反流。生理性胃食管反流通常在进食后10分钟之后或更久发生，呕吐物可为奶汁、半消化的奶汁、胆汁样物质等，可无其他症状，体重增长良好。病理性胃食管反流即胃食管反流病，是由于食管括约肌下段压力低而导致的反流，症状与生理性胃食管反流相似，但可伴喂养困难、体重增长欠佳。

（4）幽门痉挛：幽门痉挛导致胃内压力增高引发呕吐。呕吐呈喷射性、间歇性，呕吐物为奶汁，无胆汁。

（5）新生儿便秘：新生儿因肠道蠕动功能不良、甲状腺功能减退等原因可导致便秘，严重者可有呕吐，其他表现还包括腹胀、排便时间延长、哭闹不止。新生儿便秘所致呕吐可在排便后缓解。

（6）喂养不耐受：患儿在肠内喂养后出现奶汁消化障碍，从而出现腹胀、呕吐、胃潴留等情况。喂养不耐受多见于极早产儿及极低出生体重儿。

（7）肠道内感染：发生NEC、感染性肠炎时，因肠道菌群失调、肠道内炎症反应、细菌毒素侵袭等可直接导致肠道功能失调，主要表现为消化道症状，如腹胀、呕吐、腹泻、便血，可有肠型，重症者还有腹部膨隆如球、腹肌紧张、腹部压痛，反应差、心率和呼吸异常及全身感染症状。

（8）肠道外感染：如肺炎、脑膜炎、败血症等。肠道外感染导致的呕吐主要以原发病相关症状为前驱，如肺炎导致的气促、呼吸困难，脑膜炎导致的抽搐、反应差，败血症导致的反应低下、发热、体温不升、体重不增等，一般在感染严重时引起消化道症状，如呕吐、食欲下降、腹胀、腹泻等。

（9）颅内压增高：新生儿缺氧缺血性脑病、严重的颅内出血、颅内血肿导致颅内压增高时，呕吐呈喷射状，多为乳汁和凝乳块，无胆汁，同时伴前囟膨隆、张力稍高及抽搐、意识改变、肌张力改变等神经系统症状。

（10）代谢紊乱：包括低血糖、低血钙、高血钾等。代谢异常可引起胃肠功能紊乱，奶汁不能顺利消化排泄，从而出现呕吐、腹胀、食欲差、反应差等表现，其余症状体征可不典型，主要依赖相关实验室检查辅助判断。

（11）先天性遗传代谢性疾病：肾上腺皮质增生症、苯丙酮尿症、半乳糖血症、丙酸血症、线粒体病等。此类患儿生后各系统可表现正常，后相继出现反应差、不吃、呕吐、惊厥、肌张力改变等症状，并以进行性加重为特点，结合相关实验室检查、基因检测可明确诊断。

2. 外科性呕吐　是指因外科性原因（主要为各类型消化道畸形和机械性梗阻）导致的呕吐。外科性呕吐发生时间早，多以呕吐黄绿色胆汁为主。反复严重呕吐常导致脱水和电解质紊乱，导致食管炎时可转为呕吐暗红色、咖啡色物质。X 线腹部立位平片、消化道造影、腹部 B 超、胃镜、肠镜检查等可发现各种消化道病变特征。依据病变、梗阻发生的位置高低，外科性呕吐可分为以下原因：

（1）梗阻在十二指肠壶腹部胆总管开口以上：呕吐出现早，生后可立刻出现，呕吐物以清亮食管液、胃液为主，饮奶后呕吐奶汁，不含胆汁，可伴随羊水过多史。

1）食管闭锁和食管气管瘘：可于生后第一次喂奶时突然出现发绀、呼吸困难、窒息及肺内湿啰音等，之后每次喂奶均有类似现象出现，且逐渐加重。可有胃管置入困难。

2）先天性肥厚性幽门狭窄：多在饮奶后数分钟呕吐，呕吐可进行性加重，由一般性转为喷射性，甚至经鼻腔喷出。腹部查体可见上腹部膨隆和胃蠕动波，并在右上腹肋缘下触及橄榄样肿物。

3）食管裂孔疝和膈疝：85% 患儿在生后一周内出现呕吐，立位不吐，平卧时呕吐，以呕吐奶汁为主，呕吐较频繁，可导致体重不增或下降，甚至引起反流性食管炎。膈疝可见腹部空虚塌陷，肺部听诊区可能听见肠鸣音。

4）胃扭转：指部分或全部胃大小弯位置的换边，根据扭转类型的不同，可大弯在上小弯在下或大弯在右小弯在左。胃扭转多于新生儿期发病，表现为溢乳、呕吐。呕吐程度不等，喂奶后数分钟即可呕吐，移动患儿时呕吐更明显。将患儿置于右前倾位时呕吐可减轻。呕吐物为奶汁或半消化奶汁，不含胆汁。

（2）梗阻在小肠部位：表现为完全或不完全性肠梗阻，反复呕吐，呕吐物有胆汁。高位者生后不久开始呕吐，腹胀不明显，可仅见上腹部膨隆，呕吐后腹胀减轻；低位者以腹胀和便秘为主，呕吐出现较晚，约 3～7 天后出现，可呕吐粪便成分，呕吐量多，且多为喷射性、持续性、反复性，呕吐后腹胀不减轻，有羊水过多史。疾病包括：肠狭窄、肠闭锁、肠重复、肠旋转不良、环状胰腺、胎粪性肠梗阻、胎粪性便秘、肠套叠。

（3）梗阻在结肠部位：呕吐出现晚，以渐进性加重腹胀为主。先天性巨结肠常有胎便排出延迟，伴有腹胀、肠鸣音亢进等，灌肠后排出大量胎便和气体后缓解，数日后又出现呕吐、腹胀、便秘。肛门直肠闭锁无大便排出。

（二）呕吐症状评估方法及过程

1. 运用病情评估框架（ABCD+OPQRST）进行身体外部表现评估　评估项目及结果见表 3-5-1。

表 3-5-1　呕吐症状评估——身体外部表现评估及结果

评估项目	评估结果
airway　气道	看：平卧鼻吸气体位，嘴角有胆汁样黏液，鼻腔无明显奶汁或分泌物，有哭声，无气道梗阻
breathing　呼吸	看：胸腹部有起伏 数：55 次 /min 听：双侧呼吸音对称，无明显干湿啰音
circulation　循环	看：全身皮肤红润，SpO_2 94%，HR 150 次 /min 测：血压 64/40mmHg，上肢毛细血管再充盈时间 2s，下肢毛细血管再充盈时间 3s 触摸：四肢温暖
disability　意识	反应可，四肢肌张力正常，无囟门膨隆
ABCD 评估结论：不需要抢救	
onset　部位 / 时间	3 月 23 日 18：30（生后第 4 天，喂奶 3h 后）
palliation　缓解 / 加剧	不涉及（生后第一次出现）
quality　症状性质	非喷射性

续表

评估项目	评估结果
related 伴随症状	呕吐物为胆汁样物质，腹部膨隆，可见肠型，无胃肠蠕动波；胃内抽出5ml胆汁样物质和20ml空气；肠鸣音减弱；触诊腹软，张力不高，未触及肿物，无触痛；无哭闹，不伴发绀、气促、心率增快、发热、低体温、抽搐、激惹、便血等
severity 严重程度	中度
time 持续时间	不涉及
回答问题一：运用病情评估框架对患儿进行全面评估，结果显示，3月23日18:30（生后第4天，喂奶3h后）发现患儿出现呕吐胆汁样物质约3ml，非喷射性，此症状为生后第1次出现，症状发生时伴腹膨隆、胃潴留和胃胀气（5ml胆汁样物质和20ml空气），未触及肿物，无压痛，不伴有发绀、气促、心率增快、发热、低体温、抽搐、激惹、便血等	

2. 利用病史采集和辅助检查资料进行身体内部变化评估　基于呕吐发生的理论原因，采集病史信息、实验室检查及影像学检查结果，评估呕吐发生前身体内部的变化。

（1）病历资料：①现病史。胎龄 30^{+2} 周，出生体重1 360g，日龄4天。②个人史。Apgar评分1，5，10分钟分别为7分、8分、9分，无宫内窘迫史。③母亲孕产史。母亲剖宫产，羊水量正常，无血性羊水或羊水粪。④护理记录显示患儿入院后至症状发生时持续无创辅助通气，心率、呼吸、SpO_2、血压、血糖、体温维持正常范围；入院后即予母乳（不足时予早产儿配方奶补充）1ml鼻饲喂养，每3小时一次，自生后第2天开始反复腹胀和胃潴留，具体见表3-5-2。⑤医嘱单。持续无创辅助通气，头孢他啶静脉滴注，无口服药。

表3-5-2　生后腹胀和胃潴留相关病情变化

日期	喂养量	发生症状	大便情况	处理
3月20日	1ml q3h喂养	腹胀，经胃管抽出4ml胆汁样物质和10ml空气	2次，量正常	暂停喂养1次
3月21日	1ml q3h喂养	腹胀，胃内抽出8ml胆汁样物质和20ml空气，肠鸣音正常	灌肠后解3次，量正常	喂养频率减为每6h一次
3月22日	1ml q6h喂养	腹胀，张力不高，肠鸣音减低	灌肠后解1次	暂停喂养1次
3月23日（此次症状）	1ml q6h喂养	呕吐胆汁样物质，伴腹胀，胃潴留和胃胀气（5ml胆汁样物质和20ml空气）	灌肠后解1次	—

（2）超声检查：入院后头颅和心脏B超均正常。

（3）影像学检查：入院时胸部X线检查提示新生儿肺炎。

（4）实验室检查：入院时查血示Hb 152g/L，白细胞计数、PCT、CRP均正常，后未复查。

3. 呕吐的原因推断　基于呕吐发生理论原因，整合评估信息，初步推断呕吐发生的可能原因，推断过程及结果见表3-5-3。

表3-5-3　呕吐发生的可能原因推断

呕吐理论原因	该病例表现		结论
	符合理论原因的依据	不符合理论原因的依据	
内科性呕吐			
（1）胃黏膜受刺激：咽下综合征、胃黏膜出血、口服药物刺激	呕吐	母亲无血性羊水、粪染羊水、羊水过多；生后第4天发生呕吐，呕吐物无血性物；无口服药用药史	排除
（2）喂养不当：喂养过程中吸入空气、喂养量大、喂养速度过快	呕吐	呕吐发生在喂养后3h；鼻饲喂养量1ml	排除
（3）GER	呕吐，伴胃潴留；呕吐物为胆汁样物质	无	考虑
（4）幽门痉挛	呕吐	非喷射性呕吐，呕吐物为胆汁样物质	排除
（5）新生儿便秘	呕吐	每日均有大便排出	排除
（6）FI	呕吐，胃潴留量超过喂养量，反复腹胀	无	考虑
（7）肠道内感染：NEC、感染性肠炎	呕吐，伴腹胀、肠型、胃潴留，肠鸣音减弱	无触痛，反应可	不排除
（8）肠道外感染：如肺炎、脑膜炎、败血症	呕吐，伴腹胀、肠型、胃潴留，肠鸣音减弱	无呼吸困难、抽搐、反应差和肌张力改变等	排除
（9）颅内压增高：HIE、严重的颅内出血、颅内血肿	呕吐	呕吐非喷射性；无抽搐、肌张力增高、囟门膨隆等神经系统症状	排除
（10）代谢紊乱：低血糖、低血钙、高血钾	呕吐，伴腹胀、肠型、胃潴留	无	不排除
（11）先天性遗传代谢疾病	呕吐	呕吐未呈渐进性加重，无神经系统异常症状	排除

续表

呕吐理论原因	该病例表现		结论
	符合理论原因的依据	不符合理论原因的依据	
外科性呕吐			
（1）食管闭锁和食管气管瘘	呕吐	生后第 4 天发生呕吐，呕吐物为胆汁样物质，非清亮黏液；生后能顺利置入胃管，无进行性加重的呼吸困难；胸片未提示	排除
（2）先天性肥厚性幽门狭窄	呕吐，胃潴留，在生后 1 周内发生	呕吐在喂养后 3h，非喂养后即刻；腹部未触及肿物，无胃蠕动波	排除
（3）食管裂孔疝和膈疝	呕吐，在生后 1 周内发生	入院时胸部 X 线检查未提示，无腹部空虚塌陷；呕吐物为胆汁样物质	排除
（4）胃扭转	呕吐，在生后 1 周内发生	呕吐物为胆汁样物质	不排除
（5）小肠梗阻：肠狭窄、肠闭锁、肠重复、肠旋转不良	呕吐、反复腹胀、胃潴留，在生后 1 周内发生	无	不排除
（6）结肠梗阻：胎粪性肠梗阻、胎粪性便秘、肠套叠；先天性巨结肠；肛门直肠闭锁及狭窄	呕吐、腹胀、胃潴留	大便排泄正常，无排出延迟	排除
该案例呕吐发生可能原因的初步推论： 呕吐可能是内科性原因导致：GER、FI、肠道内感染、代谢紊乱；也可能是外科性原因：胃扭转、小肠梗阻。现有信息不能鉴别是内科性病因还是外科性病因			

4. 对呕吐发生可能原因的确证追踪

（1）GER 原因追踪：消化道造影（3 月 25 日）检查提示 GER。

（2）FI 原因追踪：此次呕吐后禁食，腹胀未减轻，胃内抽出 3ml 胆汁样物质，予胃肠减压，胃肠减压后仍有呕吐，排除 FI。

（3）肠道内感染原因追踪：此次呕吐后腹部 X 线平片（3 月 23 日）结果显示腹部未见明显膨隆，腹腔肠管内可见积气，未见肠管明显扩张、积液。此次呕吐后血常规（3 月 23 日）和 PCT 检验结果显示白细胞、CRP、PCT 等值均正常。排除肠道内感染。

（4）代谢紊乱原因追踪：此次呕吐后（3 月 24 日）血气分析检验结果显示

血糖、血钙、血钾等均正常，排除代谢紊乱。

(5) 胃扭转：消化道造影（3月25日）检查提示胃扭转。

(6) 小肠梗阻原因追踪：消化道造影（3月25日）检查未见小肠梗阻。

确证追踪结果：对病例的确证追踪佐证了本次呕吐症状的评估及原因推断基本正确，胃扭转、GER是此次呕吐的主要原因。（回答问题二）

【症状评估后的处理】

（一）正确护理呕吐的理论基础

1．呕吐的处理　及时清理呕吐物，保持呼吸道通畅。警惕隐匿性反流，此类患儿虽无明显的呕吐物，但可能因呕吐物被吸入，出现呼吸暂停、发绀，需要及时清理呼吸道。及时更换被呕吐物污染的襁褓套，保持床单位整洁。

2．病因治疗　积极查明病因，如有外科手术指征应积极安排手术治疗。再针对病因治疗，如洗胃、合理喂养、抗感染和降低颅内压，停用相关药物等。

3．对症治疗　轻症呕吐、单次呕吐一般不需特殊处理。反复呕吐的新生儿不能正常进食，容易并发脱水、酸碱平衡紊乱、营养失调、低血糖等，也容易增加误吸风险，引起吸入性肺炎。因此，对频发呕吐、病理性呕吐患儿应该积极检查处理，控制呕吐，减少并发症。

(1) 禁食和胃肠减压：轻者不需禁食，严重呕吐、反复呕吐、考虑梗阻者需在确诊前禁食，伴严重腹胀的患儿可予持续胃肠减压，选择合适的胃管型号，确保有效引流。无需呼吸支持的患儿建议经鼻腔置入胃管，既减少口腔不适感，也保留患儿经口吸吮的习惯和能力。经鼻置管有增加气道阻力的风险，需要经鼻氧疗支持的患儿建议经口置管。

(2) 洗胃：咽下综合征患儿出现反复呕吐时可考虑用温生理盐水洗胃，清除胃内蓄积的血液或其他刺激源。

(3) 体位治疗：喂奶后保持原位，减少搬动，约1小时后更换体位。GER患儿采取左侧卧位或俯卧位，同时床头抬高30°。喂奶后1小时保持直立有助于减轻反流。胃扭转患儿采取右侧卧位并使床头抬高45°，或置于右侧位上身前倾，有助于减轻呕吐和胃扭转复位。

(4) 解痉止吐：幽门痉挛的患儿可在每次喝奶前15～20分钟遵医嘱滴入阿托品以缓解幽门痉挛。

(5) 营养支持和维持水、电解质平衡：严重、反复的呕吐或持续性的胃肠减压容易导致电解质经呕吐物、引流物丢失，导致低钾、低钠、低氯和碱中毒，因此需密切监测血电解质水平，并根据结果予补充。同时给予肠外营养支持，以保证足够的能量和液体供给。

（6）特殊乳制品：牛奶蛋白过敏患儿可更换为深度水解蛋白奶粉或氨基酸奶粉，GER 患儿可选用抗反流配方奶粉。

（二）该案例患儿的护理干预（回答问题三）

1. 对因护理　体位治疗是本案例患儿胃扭转护理最关键的措施。予床头抬高 45°，将患儿置于右侧卧位。开始肠内喂养后，每次喂养后 1 小时维持体位原状，后保持右侧前倾位。给予适当的体位支持，预防受伤。

2. 对症护理

（1）禁食：经 PICC 输入全肠外营养液，保证足够热量和液体入量。监测血糖，维持血糖、水、电解质平衡，准确记录出入量。

（2）胃肠减压：更换胃管为 10Fr 型号，行胃肠减压。每班评估胃管置入深度，负压引流器的压力和引流物的量、性状、颜色等，判断呕吐和腹胀有无好转，保证有效引流并记录。若呕吐和腹胀未减轻，而引流量减少或无引流物引出，需考虑胃内容物堵塞引流出口或胃管置入过浅，予变换体位、调整胃管插入长度或重置胃管等。引流物颜色若转为鲜红、暗红，则提示胃内黏膜出血，须及时汇报医生处理，必要时遵医嘱暂停胃肠减压。

3. 尝试恢复喂养　腹胀和呕吐症状消失，引流物减少，患儿一般情况好转后，可考虑停止禁食和胃肠减压，尝试喂养，密切观察开始喂养后腹胀和呕吐症状有无复发。

【呕吐评估的注意事项】

1. 识别病理性呕吐　识别病理性呕吐是呕吐症状评估的前提。溢乳是指哺乳后 1～2 口乳汁从嘴角溢出，并非呕吐，也不影响生长发育，无需特殊处理。典型呕吐、反复呕吐和喷射性呕吐是病理性呕吐，需要引起重视，分析病因并及时治疗和护理。

2. ABCD 评估　呕吐是新生儿常见的症状，可引起吸入性肺炎，甚至导致窒息死亡。大部分呕吐发生时可由嘴角奶汁识别，一般不引起生命体征变化。但存在隐匿性反流，患儿无明显奶汁吐出，却直接表现为发绀、心率和 SpO_2 下降，需要立即急救。

3. OPQRST 评估　呕吐本身的特点和不同的伴随症状可提示呕吐发生的不同原因。

（1）呕吐发生的时间：新生儿生后 7 天内发生的早期呕吐，应重点考虑食管闭锁、咽下综合征、GER、胎粪性便秘、胃扭转等。生后 1 周后发生的中晚期呕吐应考虑肥厚性幽门狭窄、NEC、肠梗阻等。

（2）呕吐物颜色和性状：呕吐清淡或者半透明色的黏液，可能是食管内容物；呕吐物有酸味、奶汁或凝块多源自胃内；如凝块多伴酸腐味，持久且规律，多为幽门和十二指肠部梗阻；呕吐为绿色可考虑高位梗阻，为均匀绿色考虑肠旋转不良，或败血症导致；呕吐物有粪臭味考虑低位性肠梗阻、麻痹性肠梗阻或胎粪性腹膜炎；呕吐物为鲜红或暗红色，考虑消化道黏膜出血。但也有研究认为早产儿胃肠道功能不成熟，在生后早期胃液或呕吐物为胆汁样较为常见，单纯的绿色胆汁样呕吐物可能是良性的，因此应结合其他腹部体征和全身表现综合判断。

（3）呕吐的伴随症状

1）呕吐伴腹胀：呕吐伴上腹部膨隆下腹部塌陷，考虑高位梗阻，有胃蠕动波考虑幽门梗阻，有肠型和肠蠕动波考虑空肠梗阻；呕吐伴腹部膨隆如球，皮肤紧张发亮、静脉显露和曲张则为低位梗阻。

2）呕吐伴肠鸣音改变：呕吐伴肠鸣音亢进或减弱及气过水声，则考虑梗阻多在回肠末端、结肠部位；呕吐伴肠鸣音消失为麻痹性肠梗阻等。

3）呕吐伴大便异常：①呕吐伴腹泻、稀便、水样便、蛋花样大便，提示肠功能紊乱、消化不良、乳糖不耐受、过敏、肠炎等。②呕吐伴便血，首先考虑NEC、感染性肠炎，也可考虑应激性溃疡、出血性疾病、过敏性肠炎、炎症性肠病；或考虑肛裂、肠道畸形、肠套叠等外科情况。③呕吐伴排便减少，腹膨隆不减轻或加重，应考虑完全性肠梗阻。肛门指检时有气体逸出，则考虑为麻痹性肠梗阻。

（李雯漪　周敬华　万兴丽）

第六节　喂养不耐受

喂养不耐受（FI）是指在肠内喂养后出现奶汁消化障碍，可导致腹胀、呕吐、胃潴留等情况，是新生儿最常见的临床问题之一，多见于胎龄<32周或出生体重<1 500g的早产儿。早产儿FI的发生率约为15%～30%。早产儿一旦发生FI，可能延迟其达到全肠内营养的时间，致使营养物质摄入不足、生长受限，严重者还可并发NEC，延长住院时间，甚至可能增加神经发育不良的风险。

【临床情境】

患儿男，因“早产后33分钟”于11月5日9：35由产房转入。入院时年龄33分钟，系G_1P_1，出生胎龄28^{+2}周，自然分娩出生，出生体重1 000g，Apgar评分1，5，10分钟分别为8分、9分、9分，生后予初步复苏，T组合辅助正压通气。入院诊断：极低出生体重儿、极早产儿、新生儿呼吸窘迫综合征、新生儿肺炎、可疑新生儿宫内感染。

发现症状：11 月 11 日 4：00，患儿腹胀，经胃内抽出 3ml 黄绿色胆汁样物质及 10ml 空气。

临床思维过程：

1. 该患儿发生了什么状况？如何评估？
2. 发生该状况的原因是什么？
3. 应该如何处理？

【启动症状评估】

（一）启动症状评估所需的理论知识基础

1. 喂养不耐受的诊断　目前暂无统一的喂养不耐受诊断标准，通常是通过监测胃残余量、腹胀、呕吐或喂养的结局指标等进行判断，根据《早产儿喂养不耐受临床诊疗指南（2020）》，推荐以下两条符合一条可诊断为 FI：①胃残余量超过前一次喂养量的 50%，伴有呕吐和 / 或腹胀；②喂养计划失败，包括减少、延迟或中断肠内喂养。

2. 喂养不耐受的病因及其危险因素　新生儿喂养不耐受病因不明，可能与胃肠功能发育不成熟有关，也可能是 NEC 和败血症等严重疾病的早期临床表现。

（1）胃肠功能发育不成熟：早产儿胃肠功能发育不成熟可能导致喂养不耐受。早产儿胃容量小，胃排空比足月儿慢，延迟的胃排空可导致胃残余量增加和 GER。此外，早产儿胃内各种消化酶分泌量少，胃液 pH 高，不利于奶汁的消化吸收，从而导致胃残留量增加，发生腹胀、呕吐症状。再者，早产儿的胃肠道蠕动弱，奶汁在胃肠道中运输较慢，易发生腹胀、胃潴留。早产儿胎龄越小、出生体重越低，胃肠功能发育越不成熟。喂养不耐受多发生于胎龄<32 周或出生体重<1 500g 的新生儿。

（2）疾病因素

1）NEC：NEC 典型的胃肠症状为腹胀、呕吐、腹泻或便血三联症，Ⅰ期 NEC 与喂养不耐受的临床表现极为相近，喂养不耐受也被认为可能是 NEC 的早期临床表现，因此出现喂养不耐受相关表现时均需要警惕由 NEC 引起或进展成 NEC。NEC 多发生于出生胎龄<34 周的早产儿经胃肠喂养后，生后 2～3 周较常见，随着病情进展还可伴有反应低下、皮肤花斑纹、生命体征不稳定等感染征象，腹部 X 线检查可提示肠壁间积气、门静脉积气等。

2）败血症：败血症时多累及消化系统，引起肠蠕动减慢和吸收功能障碍，患儿出现腹胀、胃潴留、呕吐等喂养不耐受相关症状，并随病情进行性加重。败血症可发生在新生儿期的任何时刻，除喂养不耐受相关表现外，患儿还可能伴有其他感染相关症状，如发热或低体温、体温不升、反应低下、食欲下降、呼吸困难和呼吸暂停、发绀或 SpO_2 降低、黄疸、心率增快或减慢、皮肤大理石样花纹、毛细血管再充盈时间延长等。

3）宫内窘迫和窒息缺氧：宫内窘迫和产后窒息缺氧是指由产前、产时或产后的各种因素引起气体交换障碍。宫内和宫外缺氧可导致新生儿肠黏膜供氧不足，肠蠕动减慢，食物堆积在胃内及肠道内，出现胃残余量增加、腹胀、呕吐等一系列喂养不耐受的临床表现。宫内窘迫还有胎心率改变、羊水胎粪污染、胎动过频、胎动消失及酸中毒等表现。产后窒息缺氧还表现为血氧饱和度下降、呼吸困难或喘息样呼吸、皮肤青紫、肌张力减弱、肢端发凉等。

（3）其他因素

1）胎粪性便秘：早产儿胎便黏稠，加之肠蠕动慢，易形成胎粪性便秘，出现喂养不耐受的表现。新生儿表现为不安、腹胀、拒奶、呕吐等。腹部平片可见小肠及结肠充气，或有胎粪颗粒阴影。

2）药物：氨茶碱和咖啡因的使用也可能与早产儿喂养不耐受的发生有关。

（二）喂养不耐受症状评估方法及过程

1. 运用病情评估框架（ABCD+OPQRST）进行身体外部表现评估　评估项目及结果见表 3-6-1。

表 3-6-1　喂养不耐受症状评估——身体外部表现评估过程及结果

评估项目	评估结果
airway　气道	看：平卧鼻吸气体位，口鼻部无明显分泌物，有哭声，无创呼吸机辅助通气运行正常，无气道梗阻
breathing　呼吸	看：胸腹部有起伏 数：55 次 /min 听：双肺呼吸音对称
circulation　循环	看：面色口唇红润，SpO_2 93%，心率 148 次 /min 测：血压 66/39mmHg，毛细血管再充盈时间上肢 2s，下肢 3s 触摸：四肢肢端温暖
disability　意识	反应可，肌张力适于胎龄
ABCD 评估结论：不需要急救	
onset　部位 / 时间	11 月 11 日 4：00

续表

评估项目	评估结果
palliation 缓解/加剧	加剧：生后 3d（11 月 8 日）发生第 1 次腹胀及呕吐，至今（11 月 11 日）日共发生 7 次腹胀、胃潴留或呕吐
quality 症状性质	不涉及
related 伴随症状	胃潴留的内容物是胆汁样物质及空气。无便血、呼吸暂停、嗜睡、体温异常等，持续光疗下经皮胆红素 6mg/dl
severity 严重程度	不涉及
time 持续时间	不涉及
回答问题一：运用病情评估框架对患儿进行全面评估，结果显示，11 月 11 日 4：00 发现患儿腹胀，经胃内抽出 3ml 胆汁样物及 10ml 空气，此症状较前加剧（此次为生后第 7 次腹胀及呕吐，发生频率增加），不伴呼吸暂停、体温异常、便血、黄疸等	

2. 利用病史采集和辅助检查资料进行身体内部变化评估　基于喂养不耐受发生理论原因，采集病史信息、实验室检查及影像学检查结果，评估喂养不耐受发生前身体内部的变化。

（1）病历资料：①现病史。胎龄 28^{+2} 周，矫正胎龄 29^{+1} 周，出生体重 1 000g，日龄 6 天。②个人史。出生时 1，5，10 分钟 Apgar 评分分别为 8 分、9 分、9 分。③母亲孕产史。自然产，否认宫内窘迫，脐带绕颈一周，羊水清亮，有麻醉药、硫酸镁用药史。④护理记录显示心率、呼吸、SpO_2、血压、血糖维持在正常范围，生后 5 小时第一次排出墨绿色胎便，发生此次喂养不耐受相关症状前，每日有大便排出，量少。⑤体温单显示体温维持正常范围。⑥医嘱单。11 月 6 日开奶母乳 0.5ml，q3h 喂养，第一次发生腹胀及呕吐时（11 月 8 日）奶量为母乳 2ml，q3h 喂养，目前奶量为母乳 3ml，q3h 喂养。

（2）超声检查：入院时和 11 月 8 日之前的头颅彩超提示未见颅内出血。

（3）影像学检查：暂时未做。

（4）实验室检查：暂时未做。

3. 喂养不耐受的原因推断　基于喂养不耐受发生理论原因，整合评估信息，初步推断本次喂养不耐受发生的可能原因，推断过程及结果见表 3-6-2。

表 3-6-2　喂养不耐受发生的原因推断

喂养不耐受理论原因	该病例表现		结论
	符合理论原因的依据	不符合理论原因的依据	
胃肠功能发育不成熟	出生孕周 28^{+2} 周，出生体重 1 000g，生后第 3 天微量喂养后即开始发生呕吐并出现腹胀及胃潴留	无	考虑

续表

喂养不耐受理论原因	该病例表现		结论
	符合理论原因的依据	不符合理论原因的依据	
疾病因素			
(1)NEC	生后6d内反复出现呕吐、腹胀及胃潴留	无呼吸暂停、心动过缓、嗜睡、休克等感染中毒症状表现	不排除
(2)败血症	反复出现呕吐、腹胀及胃潴留	此次呕吐发生时不伴全身炎症反应综合征的表现	不排除
(3)宫内窘迫和窒息缺氧	腹胀	无宫内窘迫史，Apgar评分1、5、10分钟分别为8分、9分、9分，面色口唇红润，SpO_2 93%	排除
其他因素			
(1)胎粪性便秘	反复出现呕吐、腹胀及胃潴留	发生此次喂养不耐受症状前，每日均有胎便排出，但量少	不排除
(2)药物使用	反复出现呕吐、腹胀及胃潴留前，有静脉使用咖啡因刺激呼吸中枢	无	考虑
该案例喂养不耐受发生可能原因的初步推论： 胃肠功能发育不成熟、使用咖啡因的可能性较大：单一因素，或混合因素均有可能；疾病因素（NEC、败血症）可能性小：患儿发生呕吐时不伴有全身感染中毒的症状；胎粪性便秘可能性小：患儿在此次发生喂养不耐受相关症状前，每日均有胎便排出，但量少			

4. 对喂养不耐受发生可能原因的确证追踪

（1）NEC原因追踪：此次喂养不耐受发生后复查胸腹X线片（11月11日）示新生儿肺炎，腹腔肠管广泛充气，未见肠腔明显扩张、积液，未见确切肠壁增厚积气，结肠内见气影，直肠空虚。复查血常规（11月11日）示CRP <0.8mg/L。排除NEC导致的喂养不耐受。

（2）败血症原因追踪：此次喂养不耐受之后复查血常规（11月11日）示WBC 6.4×10^9/L，Hb 116g/L，CRP<0.8mg/L，感染指标正常，排除败血症导致的喂养不耐受。

（3）胎粪性便秘原因追踪：此次喂养不耐受后予腹部按摩、灌肠及肛门刺激，患儿排出墨绿色胎便2g，腹胀稍缓解，但仍持续存在喂养不耐受相关表现，胎粪性便秘导致喂养不耐受的可能性存在。

（4）胃肠功能发育不成熟、使用咖啡因原因追踪：患儿因病情需要持续使用咖啡因，因此无法排除使用咖啡因导致的喂养不耐受。除此以外，胃肠功能发育不成熟的原因持续存在，无法排除。

确证追踪结果：对病例的确证追踪佐证了本次喂养不耐受症状的评估及原因推断基本正确，胃肠功能发育不成熟及咖啡因的使用是此次喂养不耐受的主要原因，胎粪性便秘是此次喂养不耐受的次要原因。（回答问题二）

【症状评估后的处理】

（一）喂养不耐受正确护理干预的理论基础

1. 喂养不耐受的影响因素　胎龄越小、出生体重越轻，喂养不耐受发生的风险越高。宫内窘迫、氨茶碱 / 咖啡因的使用、两次大便间隔时间超过 3 天、开奶延迟（>3 天）、机械通气是喂养不耐受发生的危险因素。此外，喂养的类型（配方奶或母乳）、喂养量和速度、奶的浓度等也是早产儿喂养不耐受的影响因素。

2. 预防或治疗喂养不耐受乳品的选择　推荐首选亲母母乳喂养，不足或缺乏时选用捐赠人乳代替，以上两者均不足时使用早产儿配方奶。亲母母乳喂养的早产儿喂养不耐受发生率低于捐赠乳喂养的早产儿，纯母乳喂养较配方奶更能降低喂养不耐受的发生率。捐赠乳与配方奶喂养相比，虽然喂养不耐受的发生风险无显著差异，但捐赠乳喂养能够降低早产儿 NEC 的发生率。水解蛋白或氨基酸配方奶在一定程度上可以改善喂养不耐受，但同时可能造成早产儿体重增长速度减慢，因此仅在严重喂养不耐受时考虑使用水解蛋白或氨基酸配方奶。

3. 母乳强化剂（human milk fortifier，HMF）的使用　早产儿母乳所包含的营养物质不能满足早产儿追赶生长的需要，HMF 含能量、蛋白质、微量元素、常量矿物质和多种维生素，为纯母乳喂养的早产儿补充营养，保证其快速生长的营养需求。有观点认为 HMF 的使用可能导致喂养不耐受的发生增加，但证据表明 HMF 的使用对早产儿胃排空时间无影响，添加 HMF 不会增加喂养不耐受的风险。因此，应按照个体化原则添加 HMF，可选择牛乳或人乳来源的 HMF，或选择水解或非水解蛋白的 HMF。出生体重小于 1 800g 的早产儿，母乳喂养量达（50～80）ml/（kg·d）时，可开始在母乳中加入 HMF。

4. 喂养方式　《中国新生儿营养支持临床应用指南》《极低出生体重儿喂养指南》认为微量喂养可以促进早产儿胃肠道成熟，建议生后尽快微量喂养。此外，使用间断性喂养或持续性喂养的早产儿达到全肠内营养时间及 NEC 发生的风险无差异，但持续性喂养时营养液中脂肪等营养素容易附着在管壁，造成营养成分丢失，因此建议首选间断性喂养，通常为每 2～3 小时喂养 10～

20分钟。经幽门喂养是指将肠饲管尖端置于十二指肠或空肠进行肠内营养，理论上可以保证奶汁直接进入营养吸收的主要部位，减少反流。系统评价证据表明经幽门喂养与胃内喂养相比，并不能减少喂养不耐受，经幽门喂养的早产儿甚至更多地发生胃肠功能紊乱，因此不推荐常规使用经幽门喂养，仅在反流严重时考虑使用。

5. 药物预防或治疗　益生菌可以通过多种途径提高肠道成熟度及改善肠道功能。研究发现，使用益生菌可能缩短达全肠内营养时间。常用的有乳酸杆菌、双歧杆菌、布拉氏酵母菌、鼠李糖乳杆菌等。

6. 护理干预

（1）初乳口腔免疫：是指使用少量初乳直接与新生儿口咽部黏膜接触吸收，刺激口咽部的淋巴组织，从而促进早产儿的免疫系统成熟。研究发现使用初乳口腔免疫法可以显著降低早产儿喂养不耐受的发生率。

（2）口腔运动干预：包括非营养性吸吮及口腔按摩。非营养性吸吮可增加胃泌素分泌，促进胃肠道运动及黏膜成熟，同时可缩短达全肠内营养的时间。研究发现口腔按摩也可缩短早产儿达全肠内营养的时间，通过被动刺激促进口腔肌肉及相关神经的发育。非营养性吸吮和口腔按摩联合可刺激口腔内感觉神经纤维发育，加速吸吮反射成熟，促进胃肠道激素释放，刺激胃肠道动力发育成熟，减少小肠运输时间，加速胃排空。目前使用最广泛的口腔运动干预方法包含12分钟的口腔按摩和3分钟的非营养性吸吮，其中口腔按摩包括脸颊、上唇、下唇、上下唇、上牙龈、下牙龈、脸颊口腔内侧、舌头边缘、舌尖、引发吸吮动作、安慰奶嘴共计11个动作。

（3）袋鼠式护理：即通过母亲与新生儿的肌肤接触来进行护理。研究发现采用袋鼠式护理的患儿达全肠内喂养时间明显缩短，同时可有效减少喂养不耐受患儿呕吐、腹胀及胃潴留的发生，可使NEC的发生率降低。

（4）腹部按摩：可减少早产儿胃残余量及呕吐次数。腹部按摩频率为2次/d，每次15分钟，按摩总时间为5～14天，顺时针方向轻柔按摩腹部。

（二）该案例患儿的护理干预（回答问题三）

1. 对因护理

（1）口腔运动干预：每日由专人进行口腔运动干预。口腔运动干预实施前使用合适的工具准确评估和识别早产儿口腔运动技能。

（2）咖啡因用药护理：使用咖啡因时，除监测呼吸情况，还应严密监测腹部体征，注意有无腹胀、呕吐、便血等情况。

2. 对症护理

（1）喂养：鼓励家属提供母乳，尽量纯母乳喂养，母乳不足时选用捐赠乳或配方奶喂养。每2～3小时喂养一次。进行口腔免疫治疗，促进早产儿胃肠道运动及肠黏膜的成熟。

（2）促进排便/排气：每日2次温生理盐水灌肠，顺时针按摩腹部，必要时进行肛门刺激，促进胎便排出。操作时动作轻柔，注意保护患儿腹部及肛门皮肤。

3. 病情观察

（1）密切监测喂养不耐受相关症状的进展情况，同时关注是否有便血、反应低下、呼吸暂停等病情加重的症状，警惕NEC的发生。

（2）每日观察大便量、颜色、性状，关注胎便排出的情况。如果喂养不耐受加重，患儿可能出现呕吐，则应关注呕吐物的颜色、量、性状，早期识别是否有肠梗阻相关症状。

（3）胃潴留、呕吐也可能增加反流窒息的风险，应严密监测早产儿的生命体征，观察血氧饱和度、面色等，及时识别窒息等表现，必要时行气道吸引。

（4）对于严重喂养不耐受早产儿，还应关注是否提供肠外营养支持保证生长发育需要。

4. 基础护理　行保护性隔离，接触患儿前后严格执行手卫生。定期更换襁褓套，在充分保暖的前提下进行擦浴，减少细菌定植。呕吐后及时更换襁褓套，避免细菌滋生。保证皮肤完整性，臀部护理轻柔，及时擦去尿液粪便，避免刺激臀部导致红臀。定时翻身，使用无创辅助通气时定时放松鼻塞减轻鼻部压力，避免压力性损伤。

【喂养不耐受评估的注意事项】

1. 喂养不耐受的识别　喂养不耐受作为一个组合症状，与单一症状相比，识别较困难。因此，医护人员需严格掌握其诊断标准，帮助正确识别。

2. 喂养不耐受的病因及危险因素　引发早产儿喂养不耐受的原因尚未有定论，目前认为的原因有胃肠功能发育不成熟及NEC、败血症等疾病因素。在进行症状评估时，除了具备喂养不耐受的病因相关知识，还应了解其发生的危险因素，从而识别发生喂养不耐受的高危新生儿，采用积极预防措施，从而避免喂养不耐受的发生或早期识别并处理。

3. 喂养不耐受的评估与处理特点　喂养不耐受包含了腹胀、呕吐等症状。因此，在进行症状评估时，不仅应考虑到喂养不耐受本身的病因，还需考虑腹胀和呕吐的病因，并进行评估，避免忽略重要信息，导致处理与治疗延迟。

（易晓芸　王雪娟　唐　军）

第七节 便 血

任何原因导致的消化道出血或吞入血液经肠道排出，可称之为便血，表现为解鲜红、暗红、柏油样或果酱样大便。出血量少时大便颜色未改变，需要通过粪便隐血（occult blood）试验检测确定；出血量大时，血液可反流到胃引起呕血。便血是新生儿期常见临床症状，也是新生儿危重病症的合并症，严重的消化道出血可导致贫血、休克甚至死亡。

【临床情境】

患儿女，因“早产后27分钟”于1月30日5：35入院，入院时年龄27分钟，系G_1P_1，出生胎龄33^{+2}周，剖宫产分娩出生，出生体重1 200g，Apgar评分1，5，10分钟分别为8分、9分、9分，生后予初步复苏、T组合复苏器正压通气。入院诊断：极低出生体重儿、早产儿、新生儿肺炎。

发现症状：2月12日（生后第14天）1：00，更换尿不湿时发现大便为黏液状暗红色血便，有腥臭味。

临床思维过程：

1. 该患儿发生了什么状况？如何评估？
2. 发生该状况的原因是什么？
3. 应该如何处理？

【启动症状评估】

（一）启动便血症状评估所需的理论知识基础

1. 便血的临床表现　便血可表现为急性大出血、慢性少量出血和间歇性出血。血便的颜色因出血部位和出血量的不同、血液在肠道内停留时间的长短而异。靠近直肠、肛门附近的出血，多为鲜红色血液附于大便表面，或与大便混合不均匀；左半结肠或直肠出血为鲜红色或暗红色大便；小肠或右半结肠部位的出血多为黑便、果酱样便或咖啡色大便，出血快而量大时也可为鲜红色；出血位置为上段消化道时多表现为黑便伴呕血或胃内潴留咖啡渣样物质；含有黏液或含有脓液的大便多与感染性疾病有关。

2. 便血常见病因　出现便血时，要区分是真性便血还是假性便血。若是真性便血则要区分是消化系统疾病还是全身出凝血性疾病所导致。

（1）假性便血：非出血性疾病或消化系统出血，患儿一般状况良好。

1）咽下综合征、母亲乳头皲裂：母亲有血性羊水者（多见于母亲前置胎盘或胎盘早剥)，胎儿在宫内吞入血性羊水，产生暗红色或鲜红色大便并在生后排出。咽下综合征发生血便多在生后1～2天内，吞入量少时表现为黑便，量多时表现为鲜红色血便。由于血液可刺激胃黏膜引起呕吐，故可能伴随呕血，或经胃管回抽可见血性或咖啡渣物质。乳头皲裂出血时，患儿咽下带血的母乳也可出现便血。

2）侵入性操作损伤：气管插管等侵入性操作导致黏膜损伤出血，血液吞咽至消化道，便血量较少。

3）口服药：口服铁剂、铋剂等可引起大便颜色偏黑，可能与黑便混淆。

4）假月经污染粪便：见于女婴，阴道可见血性分泌物。

（2）真性便血

1）反流性食管炎：GER 导致食管炎和溃疡，引起出血，产生血便。患儿有反复呕吐，可出现营养不良和生长发育迟滞。

2）应激性溃疡：在缺氧、感染、休克、创伤、颅内损伤、低体温、寒冷损伤、多脏器功能损害等应激因素情况下，全身血液重新分布至重要器官，而胃肠血流量减少，胃肠道黏膜缺血性坏死，黏膜屏障功能破坏。非甾体抗炎药会导致应激性溃疡而出现便血、呕血。此类便血多在生后1～2天内出现，或继发于明显的应激事件。

3）NEC：NEC 时肠道黏膜炎症充血水肿，肠血管壁通透性增加，肠壁损伤出血，缺血、缺氧以及肠道细菌毒素等可继续加重这种出血导致便血。NEC 患儿的血便可表现为鲜血便、果酱样血便、黏液血便（大便混有血和黏液）、黑便，可是 NEC 的首发症状。

4）过敏性肠炎：常见为牛奶蛋白过敏（CMPA），一般发生较晚，在生后10天左右，早产儿多出现在矫正胎龄32周以后，在开始肠内喂养以后。CMPA 多见于配方奶喂养婴儿、使用母乳强化剂，母乳喂养患儿的母亲若食用常见易过敏食物，如花生、海鲜，也可导致过敏性肠炎出现便血。CMPA 患儿一般状况良好，反应可，偶可伴轻微腹胀、呕吐、腹部压痛等，可能同时出现皮疹、湿疹、腹泻等，换用氨基酸奶粉或深度水解蛋白配方奶粉后便血症状逐渐消失。

5）急性感染性胃肠炎：一般以腹泻为主要症状，大便混有黏液、脓血，有腥臭味，可伴发热、精神萎靡、腹泻、脱水、酸中毒、电解质紊乱。

6）消化道畸形梗阻：先天性肠旋转不良、肠重复畸形、梅克尔憩室、先天性巨结肠等引起的完全性或不完全性肠梗阻致肠道缺血、缺氧以致出血。此类患儿出现便血前往往存在胎便排出延迟，腹胀、呕吐症状更明显。肠套叠时大便呈果酱样。

7）乙状结肠、直肠及肛门疾病：如直肠息肉、肛裂等，此类便血常表现为大便带血，为鲜红色，大便与鲜血多不融合。肛裂患儿多因便秘、用力排便时出现大便带血。

8）血管畸形、血管瘤破裂、肠血管血栓导致的肠坏死：出血量较大，大便呈鲜红色或暗红色。

9）母乳或药物渗透压过高：母亲进食高脂、高蛋白饮食等导致母乳渗透压过高；布洛芬等部分口服药品属于高渗透性药品，容易导致消化道出血。

10）消化道手术后出血：早期的少量便血可为正常的吻合口渗血所致，术后远期发生的便血则需考虑感染、消化道梗阻、NEC 等术后并发症。

11）全身出凝血性疾病：因全身凝血功能异常导致消化系统出血而发生血便。常见病因有弥散性血管内凝血（disseminated intravascular coagulation，DIC）、维生素 K 缺乏、血小板减少性紫癜等。轻度凝血功能异常者可只表现为全身皮肤出血点、瘀斑，重者可发生消化道出血、肺出血、颅内出血、穿刺和采血后不易止血等表现，凝血功能检查常提示异常，血小板明显降低等。

3. 便血常见并发症　对于真性便血，即各种原因导致的消化道出血，出血量超过全身血量 20%～25% 时，可能会造成急性或者慢性失血性贫血、失血性休克，表现为皮肤苍白或发绀、心率增快或减慢、低体温、经皮血氧饱和度下降、氧需求增加、呼吸暂停、腹胀等。

（二）便血症状评估及过程

1. 运用病情评估框架（ABCD+OPQRST）进行身体外部表现评估　评估项目及结果见表 3-7-1。

表 3-7-1　便血症状评估——身体外部评估过程及结果

评估项目	评估结果
airway　气道	看：鼻吸气体位，口鼻无分泌物，哭声强，无气道梗阻
breathing　呼吸	看：呼吸浅快，无三凹征 数：47 次 /min 听：双肺呼吸音对称
circulation　循环	看：面色口唇红润，SpO_2 94%，心电监护显示心率 140 次 /min 测：血压 72/45mmHg 触摸：肢端温暖
disability　意识	反应好，哭声强，肌张力正常
ABCD 评估结论：不需要抢救	
onset　部位 / 时间	2 月 12 日 1：00（生后第 14 日）

续表

评估项目	评估结果
palliation 缓解/加剧	不涉及(首次出现)
quality 症状性质	暗红色血便
related 伴随症状	腹部无膨隆，无明显肠型，阴道无血性分泌物，全身未见出血点、瘀斑等，肛门查体无异常；肠鸣音稍活跃；触诊腹软，无压痛和腹肌紧张，未触及包块；大便呈暗红色，含黏液，有腥臭味，量约3g
severity 严重程度	轻度
time 持续时间	不涉及
回答问题一：运用病情评估框架对患儿进行全面评估，结果显示，2月12日1:00发现患儿便血，为生后首次发生，呈黏液状暗红色血便，有腥臭味，3g，触诊腹部未扪及包块，无压痛和肌紧张，肠鸣音稍活跃，反应好，无贫血表现(皮肤苍白，氧需求增加等)	

2．利用病史采集和辅助检查资料进行身体内部变化评估　基于便血发生理论原因，采集病史信息、实验室检查及影像学检查结果，评估便血发生前身体内部的变化。

(1) 病历资料：①现病史，胎龄 33^{+2} 周，出生体重1 200g，日龄14天，矫正胎龄 35^{+2} 周。②护理记录显示近期体温、心率、血压、血糖均维持正常范围，近两日出现 SpO_2 波动，每日1～2次，波动范围在85%～93%，可自行恢复。入院后每日解大便2～4次，量正常，无腹胀、呕吐等。③喂养记录，入院后予母乳喂养，每3小时一次，逐渐加量至目前每次19ml。④用药情况，头孢哌酮钠他唑巴坦钠静脉滴注，维生素D和维生素AD口服。⑤手术史，无外科手术史。

(2) 超声检查：入院后第6天(2月5日)头颅彩超结果显示为“颅内出血(Ⅱ级)”，后暂未复查。

(3) 影像学检查：无明显异常。

(4) 实验室检查：住院期间血常规结果大致正常，无贫血、感染指标升高。未检查凝血相关指标。

(5) 母亲近期情况：母亲否认近期进食海鲜、花生等易过敏食物，否认进食高脂、高蛋白饮食，无乳头皲裂。

3．便血的原因推断　基于便血的理论原因，整合评估信息，初步推断本次便血发生的可能原因，推断过程及结果见表3-7-2。

表 3-7-2 便血症状发生的原因推断

便血原因	该病例表现		结论
	符合理论原因的依据	不符合理论原因的依据	
假性便血			
(1)咽下综合征、母亲乳头皲裂	便血	患儿生后已 14d；患儿母亲无乳头皲裂	排除
(2)气管插管等损伤	便血	无气管插管史	排除
(3)铁剂、铋剂等特殊药物	便血	无特殊药物医嘱	排除
(4)假月经	便血	患儿生后已 14d，阴道无血性分泌物	排除
真性便血			
(1)反流性食管炎	便血	症状发生前 14d 加奶均顺利，无反复呕吐等胃食管反流相关症状	排除
(2)应激性溃疡	便血	无严重应激因素，如缺氧、窒息、手术、酸中毒等	排除
(3)NEC	便血，SpO_2 波动	患儿反应可，无腹胀、呕吐、腹痛、反应低下等表现	不排除
(4)过敏性肠炎	除便血外，患儿一般反应可，腹软，无压痛和腹肌紧张；症状发生在生后 14d；症状发生前予母乳喂养	无	考虑
(5)急性感染性胃肠炎	便血	无发热、体温异常、腹泻等	排除
(6)消化道畸形梗阻	便血	无腹胀，肠鸣音稍活跃，大便排泄次数及量正常	排除
(7)乙状结肠、直肠及肛门疾病	便血	大便解出通畅，性状正常，肛门外部检查正常	排除
(8)血管畸形、血管瘤破裂、肠血管血栓导致的肠坏死	便血	出血量较少	排除
(9)母乳或药物渗透压过高	便血	母亲饮食无异常，无高渗性药物服用史	排除
(10)消化道手术后出血	便血	无消化道手术史	排除
(11)全身出凝血性疾病	便血	全身无出血点、瘀斑和其他出血性表现	排除
该案例便血发生可能原因的初步推断： NEC、过敏性肠炎均有可能			

4. 对便血发生可能原因的确证追踪

(1) NEC原因追踪：症状发生后，立即完善腹部X线检查，结果显示上腹部及左侧腹部分肠管壁增厚、积气、肝区见条索透光度影，考虑NEC。完善血常规，结果感染指标无明显升高；症状发生后12小时再次复查血常规，结果显示WBC 9.5×10^9/L，Hb 148g/L，血小板计数（platelet count，PLT）213×10^9/L，CRP 38.9mg/L，感染指标升高。症状发生后6小时，患儿出现呼吸暂停一次，反应较前变差，四肢逐渐出现皮肤大理石样花斑，支持NEC推断。

(2) 过敏性肠炎原因追踪：患儿此次症状发生后各种检查检验结果均支持首要考虑NEC，因此暂不考虑过敏性肠炎。

确证追踪结果：对病例的确证追踪佐证了本次便血症状的评估及原因推断基本正确，NEC是此次便血症状的主要原因。（回答问题二）

【症状评估后的处理】

（一）正确护理便血的理论基础

发生便血时，需先辨别是假性便血，还是全身性或消化道疾病引起的真性便血，后者应积极治疗。

1. 大量便血时的急救护理　短时间内的大量便血可导致急性失血性贫血，甚至失血性休克，需快速建立静脉双通道，遵医嘱给予扩容、输血和血管活性药物等，针对出血原因给予止血和/或输入凝血因子及止血药物等。密切监护患儿生命体征，重点评估循环和呼吸状态。休克护理详见本书第三章第九节。

2. 禁食　禁食可避免胃肠道负担持续加重，为肠道黏膜和血管的修复创造条件。单纯禁食患儿也可置入胃管，便于评估胃内容物情况，早期发现胃内出血或血性物质反流。不同病因禁食时间不同，如CMPA一般禁食3天，NEC禁食时间有争议，一般推荐为7～10天。评估胃肠道功能正常后即可逐步恢复饮食。禁食期间应注意口腔护理，监测血糖，维持血糖正常。

3. 胃肠减压　保持有效的胃肠减压可降低胃肠内压力，减少蓄积的血液对胃肠道黏膜的刺激，促进肠道休息，利于损伤修复，同时还可及早发现胃内容物的变化，判断出血情况。但胃内存在活动性出血时不宜进行胃肠减压，以免加重出血。

(1) 置胃管：需胃肠减压引流的患儿，应根据患儿体重选择合适型号的胃管，保证充分引流，型号偏小容易导致胃管侧孔被胃内容物堵塞而降低引流效果，型号过大增加置管过程中的鼻咽部黏膜损伤风险。置胃管时动作轻柔，避免损伤胃黏膜加重出血。

（2）胃肠减压护理：妥善固定胃管，每班检查胃管置入长度是否适宜，检查胃肠减压的负压引流器压力是否有效。无内容物引流出时，应检查确认是否胃管置入过短、胃管被堵塞、胃肠减压压力无效等情况，同时评估腹胀有无进行性加重。

4. 止血

（1）局部止血措施：对于明确的上消化道活动性出血，应积极采取止血措施。可选用去甲肾上腺素2mg溶于生理盐水100ml注入胃内，每次10～20ml，在胃内保留30分钟后再抽出，可重复操作。注射用血凝酶静脉注射和局部给药（稀释后经胃管内注入）均可。其他止血药还包括云南白药、黏膜保护剂磷酸铝凝胶、蒙脱石散等。

（2）全身凝血功能纠正：必要时输入凝血因子、血浆、血小板、冷沉淀等，维生素K_1缺乏者给予维生素K_1治疗。

（3）手术止血：若经过积极的内科止血治疗仍然出血不止、血压难以维持正常、每日需要大量输血以及疑似肠坏死或穿孔时，应考虑手术止血。

5. 营养支持　予肠外营养支持，补充足够的热量和水分。

6. 病因治疗　应激性溃疡者应解除应激源，如纠正缺氧、缺血、电解质紊乱和酸中毒、抗感染；牛奶蛋白过敏的母乳喂养者，母亲应回避容易导致过敏的食物及牛奶蛋白；人工喂养者可改为深度水解蛋白配方奶喂养。感染性肠炎者根据药敏结果选用敏感的抗生素，若不考虑合并感染则需避免使用抗生素，以免导致肠道菌群失调。

（二）该案例患儿的护理干预（回答问题三）

1. 对因护理

（1）禁食和胃肠减压：立即禁食，安置10Fr胃管并抽出胃内容物，连接负压引流器，调节适宜的压力，观察引流效果。妥善固定胃管，做好胃管标识，预防患儿自行拔出。每班评估负压引流器引流是否有效，评估引流物颜色，有无血性物质，每日更换负压引流器并记录引流物的量。

（2）抗感染：遵医嘱使用头孢哌酮他唑巴坦钠静脉滴注，及时用药，药物配制剂量准确，保证有效的药物浓度。预期患儿禁食和静脉用药时间较长，置入PICC以减轻患儿反复静脉穿刺痛苦。

（3）营养支持和PICC护理：经PICC输入肠外营养液予营养支持，监测血糖并维持血糖正常。PICC置管和使用时严格执行无菌操作，预防导管相关血流感染。每班评估导管外观及功能。

2. 病情观察　监测患儿生命体征和意识状态，详细记录出入量。评估血便的颜色、性状、量的变化。评估有无呕吐、腹胀、肠型、腹肌紧张和腹部触痛等消化道症状和体征，出现严重而顽固的腹胀要警惕肠坏死和肠梗阻；评估肠鸣音的变化，判断肠道功能的恢复情况；评估有无其他出血表现。做好病情观察记录，警惕并发症的发生。

【便血评估的注意事项】

1. 急性大量便血应警惕休克发生　便血一般是非紧急的、暂不威胁生命体征的症状，但对于急性的大量便血，可能同时已经出现失血性休克的表现，如反应低下、心率增快或减慢、低体温、皮肤花斑、呼吸暂停等，此时，应联合便血和休克的“双症状”进行评估，根据病情评估框架的“ABCD”要点，判断是否需要立即急救，稳定生命体征后再进行详细的症状特点评估。

2. 准确识别假性与真性便血　发现大便颜色改变或大便带血时，应快速排除假性便血的因素，如假月经、药物所致大便颜色暗红、肛周皮肤破损等。继而判断是消化系统疾病原因还是全身性出凝血障碍导致。也要注意判断是否为外科性出血，例如伴随羊水过多、反复便血、无胎便或胎便明显有延迟排出、严重腹胀及肠梗阻症状等。

3. 便血的症状特点评估　根据血便的性状、是否伴随呕血等判断出血部位；结合生命体征变化、贫血程度评估出血的量和速度。除进行全身各器官系统检查，应特别注意腹部、皮肤黏膜检查。腹部是否有膨隆、胃肠型；腹肌是否紧张，有无压痛；肝脾是否肿大，有无包块；腹部叩诊是否为鼓音，是否有移动性浊音，肠鸣音是否正常；有无出血点和瘀斑，有无黄染或苍白。常见的伴随症状有腹胀、呕吐、呼吸暂停、反应低下、低体温、发热、皮肤花斑、贫血、全身出血表现等。

4. 注意粪便隐血试验可能存在假阳性　粪便隐血试验检查虽然敏感性高，但是存在一定的假阳性情况。因为粪便隐血试验是利用血红蛋白中亚铁血红素的强氧化性来进行，所以当食物中富含亚铁离子时，可能出现粪便隐血试验的假阳性，需注意鉴别。

5. 不能轻易排除 NEC　NEC 是新生儿期发生率较高、病死率也较高的疾病。NEC 的临床表现可不典型，针对便血或腹胀症状的评估，不能因为感染相关症状体征较轻，就轻易排除 NEC。疾病是不断发生发展的，同时要考虑不同患儿的个体差异性。

（王艺锦　王雪娟　胡艳玲）

第八节 贫 血

贫血(anemia)是指单位容积内红细胞数量和/或血红蛋白(Hb)低于正常范围下限,引起皮肤苍白、氧需求增加,临床可伴有气促、心率增快、血氧饱和度降低等一个或多个症状。贫血直接影响血液对氧气的输送,导致机体缺氧损伤,急性失血性贫血还可导致循环衰竭,因此需及时诊断与治疗。

【临床情境】

患儿男,因“早产伴皮肤欠红润1小时”于3月10日22:00入院,入院时年龄1小时,系G_2P_1,出生胎龄31^{+4}周,自然分娩出生,出生体重1 890g,Apgar评分1,5,10分钟分别为8分、9分、9分,生后予初步复苏。入院诊断:极早产儿,低出生体重儿。

发现症状:3月10日22:00入院时查体见全身皮肤欠红润伴黄染,呼吸不规则。

临床思维过程:

1. 该患儿发生了什么状况?如何评估?
2. 发生该状况的原因是什么?
3. 应该如何处理?

【启动症状评估】

(一)启动症状评估所需的理论知识基础

识别贫血是启动贫血症状评估的先决条件,贫血除了表现为皮肤苍白,还可以气促、心率增快、血氧饱和度降低、呼吸暂停、反应低下、喂养困难、体重不增等一个或多个不典型症状为表现。

新生儿贫血可分为生理性贫血和病理性贫血。

1. 生理性贫血 新生儿生后早期有血红蛋白自然下降的过程,足月儿在生后6～12周Hb下降至95～110g/L,早产儿生后5～10周降至80～100g/L,<1 200g早产儿生后4～8周降至65～90g/L。新生儿发生生理性贫血的原因是:①新生儿在宫内处于低氧状态,随着生后肺呼吸和血液循环的建立,血液中促红细胞生成素逐渐减少,有核红细胞消失,骨髓产生的红细胞也会下降。②因体重增加,血容量扩充使红细胞被稀释。③新生儿红细胞寿命短,成人红细胞寿命约120天,新生儿的仅为70～90天。生理性贫血一般不影响各个

器官、组织氧合，患儿一般状态可，无气促、心率增快、呼吸暂停、喂养困难等代偿表现，通常在生后 6～12 周以后促红细胞生成素和网织红细胞增加，骨髓红细胞造血增加，生理性贫血得到改善。

2. 病理性贫血 因红细胞生成减少、破坏增加、血液丢失等原因引起的贫血称为病理性贫血。

（1）急性失血性贫血：各种原因导致的急性失血均可引起贫血。常见的急性失血原因包括：①出生前失血：由胎儿娩出前出现的胎盘及脐带异常导致，如胎盘早剥、前置胎盘、帆状胎盘及胎儿 - 母体输血、双胎输血等。②出生时失血：母亲生产时失血过多导致。③出生后失血：由维生素 K 缺乏、血小板降低、凝血因子缺陷等导致的出血，脐带结扎松脱导致的渗血，以及因诊断实验抽血过多导致的生后医源性失血等。除贫血的表现外，患儿一般有较明确的出血表现或病史，如皮肤大面积出血点、瘀斑、血肿、皮下出血、肺出血、呕血、便血、穿刺处流血不止等。

（2）早产儿慢性贫血：因早产儿生理性贫血发生更早、程度更重，加之促红细胞生成素缺乏、采血过多导致血液丢失、血红蛋白合成相关的营养元素缺乏（如铁、维生素 B_{12}、叶酸、维生素 E）等因素，早产儿更容易发生慢性贫血，表现为皮肤苍白，并出现缺氧和相关代偿症状，如呼吸增快、间断发绀或血氧饱和度降低（需要更高浓度的氧气或呼吸支持）、呼吸暂停、心率增快、喂养困难、腹胀、体重不增等。

（3）溶血性贫血：同族免疫性溶血（ABO 血型不合溶血病、Rh 血型不合溶血病、少见血型不合）、自身免疫性溶血、药物性溶血、红细胞葡萄糖 -6- 磷酸脱氢酶（G6PD）缺乏症等均可导致贫血。溶血导致红细胞破坏过多，血红蛋白丢失致贫血。溶血性贫血以贫血伴黄疸为典型表现，贫血严重者可出现呼吸困难、肝脾肿大、全身水肿等。贫血极严重时皮肤黄染程度可能反而下降，以苍白为主。免疫性溶血者黄疸和贫血症状出现时间早，多在生后 48 小时内出现，严重的 Rh 血型不合可在生后即刻出现贫血、水肿、黄疸，并在生后迅速加重。

（4）感染：先天性 TORCH 感染及后天获得的细菌性败血症可导致红细胞破坏增加；风疹病毒和梅毒感染还可导致红细胞生成减少造成贫血。感染所致贫血一般不以贫血为首发症状，而以原发感染相关症状体征为首发，如败血症的首发症状多为发热或者低体温、呼吸暂停、反应差、活动减少等。

（5）红细胞生成减少或形态异常：与遗传相关的新生儿原发性红细胞生成减少较少见。由于遗传因素或者基因异常导致红细胞生成障碍、数量不足、形态异常及功能缺陷，患儿在出生时就有贫血表现，可合并肝脾肿大，通过血涂片检查、血常规和骨髓检查等确诊。包括先天性再生障碍性贫血、铁粒幼细胞贫血、先天性红细胞生成异常性贫血、先天性运钴胺蛋白Ⅱ缺乏、先天性白血病、遗传性球形红细胞增多症、遗传性椭圆形红细胞增多症、遗传性口形红细胞增多症等。

（6）DIC：出血、栓塞、微循环障碍及休克等状态下血容量丢失和红细胞破坏增多导致贫血。

（二）贫血症状评估方法及过程

1. 运用病情评估框架（ABCD+OPQRST）进行身体外部表现评估 评估项目及结果见表 3-8-1。

表 3-8-1 贫血症状评估——身体外部表现评估及结果

评估项目	评估结果
airway 气道	看：平卧鼻吸气体位，口鼻无明显分泌物，有哭声，无气道梗阻
breathing 呼吸	看：胸腹部起伏弱且不规则，三凹征弱阳性 数：66 次 /min 听：呻吟，双侧呼吸音对称
circulation 循环	看：全身皮肤欠红润，伴轻度黄染，SpO_2 87% 测：心率 165 次 /min，血压 63/33mmHg，毛细血管再充盈时间 4s 触摸：皮肤温暖
disability 意识	哭声响亮，无意识障碍
ABCD 评估结论：不需要抢救	
onset 部位 / 时间	3 月 10 日 22：00
palliation 缓解 / 加剧	不涉及
quality 症状性质	不涉及
related 伴随症状	皮肤黄染（经皮胆红素 8.5mg/dl），无皮肤出血点或瘀斑；气促、呻吟、三凹征弱阳性；经口鼻腔吸痰后未见血性分泌物，无头颅血肿及其他出血表现。触诊肝脾不大，全身无明显水肿
severity 严重程度	轻度
time 持续时间	持续 1h（生后即出现症状）
回答问题一：运用病情评估框架对患儿进行身体评估，结果显示，患儿出现贫血，生后即有皮肤欠红润，伴黄染和呼吸困难（气促、呻吟、三凹征阳性），不伴有皮肤出血点、瘀斑以及气道内出血、头颅血肿及其他出血表现	

2. 利用病史采集和辅助检查资料进行身体内部变化评估 基于贫血发生理论原因，采集病史信息、实验室检查及影像学检查结果，评估贫血发生前

身体内部的变化。

（1）病历资料：①现病史。G_2P_1，胎龄 31^{+4} 周，出生体重 1 890g，自然分娩出生。②个人史。Apgar 评分 1，5，10 分钟分别为 8 分、9 分、9 分，无宫内窘迫史。③母亲孕产史。急诊自然分娩，孕期情况不详，无胎盘早剥及产后大出血。母亲血型不详，既往孕有一胎，孕约 16 周时自然流产。产前无发热，梅毒、风疹病毒等筛查不详。

（2）超声检查及影像学检查：无。

（3）实验室检查：出生时的脐血血气分析示 Hb 103g/L，PCT 0.13ng/ml。

3. 贫血的原因推断　基于贫血的理论原因，整合评估信息，初步推断本次贫血发生的可能原因。推断的过程及结果见表 3-8-2。

表 3-8-2　贫血原因的推断及依据

贫血理论原因	该病例表现		结论
	符合理论原因的依据	不符合理论原因的依据	
生理性贫血	贫血	出生时即出现贫血	排除
病理性贫血			
（1）急性失血	贫血，且发生时间早，出生时脐血血气 Hb 103g/L	全身无大面积瘀斑、头颅血肿及其他出血表现；母亲无胎盘早剥、无法控制的产后出血等	考虑
（2）慢性贫血	贫血	出生时即出现贫血	排除
（3）ABO 血型不合溶血病	贫血，且发生时间早，伴黄疸	无	考虑
（4）Rh 血型不合溶血病	贫血，且发生时间早，伴黄疸、呼吸困难，有第一胎流产史	无	考虑
（5）自身免疫性溶血、药物性溶血、G6PD 缺乏症	贫血伴黄疸	出生时即出现贫血；未使用药物，无相关诱因接触史	排除
（6）感染：先天性 TORCH 感染、细菌感染	早产，贫血，伴黄疸、呼吸困难	无	不排除
（7）红细胞生成减少或形态异常	出生时就有贫血，伴呼吸困难	无	不排除
（8）DIC	贫血	全身无大面积瘀斑、头颅血肿及其他出血表现	排除
该案例贫血发生可能原因的初步推断： 急性失血、ABO 血型不合溶血病、Rh 血型不合溶血病导致病理性贫血可能性较大，暂不能排除感染、红细胞生成减少或形态异常导致贫血			

4. 对贫血发生可能原因的确证追踪

（1）急性失血原因追踪：①血常规（入院后立即）提示 Hb 122g/L，HCT 35.2%；②患儿母亲甲胎蛋白测值正常；③头颅彩超（入院后立即）无颅内出血，腹部彩超无腹腔内出血。排除胎儿 - 母体输血、颅内出血、腹腔脏器出血。

（2）免疫性溶血原因追踪：入院后即刻测血清总胆红素 128μmol/L，直接胆红素 17.8μmol/L，间接胆红素 110.8μmol/L，患儿血型 O 型 Rh（D）阳性，血型抗体检测抗 De 抗原阳性，直接抗人球蛋白试验阳性（++++），游离抗体、放散试验阳性。母亲血型 A 型 Rh（D）阴性，Rh 血型抗体效价 1∶2 048。符合 Rh 血型不合溶血病特征。

（3）感染原因追踪：入院后立即和次日复查感染指标未见升高，TORCH 筛查阴性。排除感染导致贫血。

（4）红细胞生成减少或形态异常原因追踪：未做红细胞形态学检查。患儿经换血治疗后，未再发生贫血。暂不考虑红细胞生成减少或形态异常。

确证追踪结果：对病例的确证追踪佐证了本次贫血症状的评估及原因推断基本正确，Rh 血型不合溶血病是此次贫血的主要原因，排除急性失血、感染导致的贫血，暂不考虑红细胞形态异常或酶缺乏等原因。（回答问题二）

【症状评估后的处理】

（一）给予贫血正确护理干预的理论基础

贫血是否需要处理，取决于失血的速度和程度，以及机体对贫血的耐受。目前尚无单一判断是否输血的临床或者实验室指标标准。

1. 贫血急救处理　快速大量失血、失血性休克需要快速急救，迅速开放两条及以上静脉通道。判断为生后即刻失血性或溶血性贫血休克者应尽量保留脐带，以便迅速经脐带置入脐动静脉通路实施快速抢救和监护。失血导致的低血容量性休克应尽量选择血液制品扩容，急救情况下无须等到血型鉴定和交叉配血结果，可选择 O 型 Rh 阴性红细胞 20ml/kg 扩容。在红细胞无法获得的情况下，也可选择血浆、生理盐水扩容。

2. 病因治疗　明确病因、去除病因是纠正贫血的关键。对于失血性贫血患儿，应尽快找到出血部位，及时采取药物或手术止血；凝血功能障碍者应纠正凝血功能障碍；血型不合溶血病患儿可予丙种球蛋白阻断溶血、蓝光治疗或换血。产前明确血型不合溶血者、双胎输血或胎儿 - 母体输血者积极给予相应的产前干预可以减轻产后新生儿溶血和贫血。

3. 输血护理

（1）严格遵循输血管理规范：严格遵循交叉配血试验、血型选择、输血环节查对等方面的要求。血液制品取回后须复温，避免振荡，避免血液成分破坏引起溶血。

（2）严密观察输血并发症：因新生儿免疫系统不成熟，免疫相关的不良反应较少，但仍需注意有无发热、过敏等并发症表现。严格掌握输血指征，遵医嘱输注红细胞，调节合适的输血速度，观察有无循环负荷过重的表现，如突然的烦躁不安、呼吸急促、心率增快，双肺底出现中细湿啰音，心界增大和肝脏长大等。此外，贫血时肠道供血较少，输血又导致血液重新分布，会增加 NEC 风险，发生输血相关性 NEC。因此，严重贫血和输血期间可暂停喂养，密切关注腹部体征，有无腹胀、呕吐、便血、肠鸣音减弱或消失等。

4. 对症护理　呼吸困难者予呼吸支持，以保证组织氧合和各系统器官功能正常。贫血合并腹胀患儿谨慎加奶，必要时减量喂养或暂停喂养。经口喂养若有心率增快、呼吸暂停或发绀的患儿应予鼻饲喂养。

5. 口服铁剂护理　新生儿尤其早产儿和低出生体重儿，出生 2～4 周开始补充铁剂，对预防贫血有一定作用。铁剂应在喂奶后半小时服用，安置胃管患儿可鼻饲服药。服用铁剂的不良反应有呕吐，喂药后 30 分钟内需密切评估患儿有无恶心、呕吐表现，及时处理。

6. 一般护理

（1）保暖，维持体温正常。

（2）及时安抚以减少哭闹耗能。

（3）谨慎喂养：①贫血时消化道供血少，肠蠕动和消化吸收功能较差，容易并发腹胀，需谨慎喂养，并密切评估患儿腹部体征，有无喂养不耐受、NEC 表现，谨慎加奶。②贫血时患儿全身携氧能力不足，经口喂养时吸吮 - 吞咽 - 呼吸协调性变差，容易出现疲劳、发绀、呼吸增快、呼吸暂停及误吸，需耐心喂养，必要时鼻饲喂养。

7. 贫血的病情观察　①评估皮肤、黏膜苍白情况及进展，也应注意评估末梢循环氧合情况，有无发绀。②评估机体对贫血和缺氧耐受的情况，有无呼吸增快、心率增快、呼吸暂停、用氧需求增加等代偿表现。③评估有无腹胀、呕吐、喂养不耐受等表现，警惕 NEC 的早期表现。④动态评估患儿喂养表现，观察患儿的吸吮力以及吸吮 - 吞咽 - 呼吸的协调情况；评估体重增长情况。生理性贫血一般无须特殊处理，但仍需密切观察患儿有无组织缺氧的相关表现及喂养、体重增长情况等。

8. 贫血的预防

（1）延迟脐带结扎：足月儿延迟脐带结扎可提高出生后血红蛋白水平，增加铁储备，预防贫血和促进早期生长发育；早产儿延迟脐带结扎可增加血容量、减少输血次数和输血量。不同组织机构建议延迟脐带结扎的时间从至少30秒到5分钟不等，一般建议对于有活力的足月儿和早产儿，应在娩出至少30～60秒后再行脐带结扎。

（2）减少医源性失血：避免不必要的血液检验，尽可能选择血液样本量少的检测方法及合并血液检测项目。胎盘娩出后可采集适宜量的脐带血备用，用于部分实验室检查。采血时严格控制采血量，以能完成检查的最小采血量即可，尤其对于极低、超低出生体重儿，可准确记录各种检测采血量，预估失血量。

（二）该案例患儿的护理干预（回答问题三）

1. 病因治疗和护理

（1）快速建立静脉通路：快速建立三条静脉通路，用于静脉补液、输血和输入丙种球蛋白。快速采集合血标本（包括红细胞和血浆），及时送检。

（2）输血护理：遵医嘱输注去白红细胞纠正贫血，严格执行输血"三查八对"。输血时观察有无输血反应，并监测体温、心率、呼吸、血压，准确记录出入量，评估皮肤颜色有无转红润，输血后及时评估血红蛋白水平有无恢复正常。

（3）丙种球蛋白用药护理：根据药物说明书妥善保存。丙种球蛋白的pH为4，是血管刺激性高风险药品，如果发生药物外渗可能导致组织坏死，输注过程中加强输液部位巡视，观察有无红肿、苍白、条索状静脉炎等。

（4）加强蓝光光疗护理：充分暴露皮肤以保证光疗皮肤面积。密切监测胆红素水平，若血清胆红素水平达到同胎龄、体重换血标准，则予换血治疗。充分补液，评估皮肤弹性和尿量，预防水分流失过多。

2. 对症护理　予无创呼吸机辅助通气及肺表面活性物质气管内注入。设置合适的呼吸机参数，保持鼻塞固定稳妥，松紧适宜，避免过度压迫、长时间压迫造成鼻黏膜损伤，及时倾倒冷凝水。必要时吸痰，保持呼吸道通畅。

3. 一般护理　予禁食及肠外营养，维持足够热量和水分的摄入。保暖，维持体温正常。

【贫血评估的注意事项】

1. 皮肤苍白原因的鉴别　皮肤黏膜苍白是贫血最常见、最直观的症状，出生时的皮肤苍白，需要鉴别是急性失血还是窒息原因所致，鉴别要点详见表3-8-3。

表 3-8-3 急性失血与新生儿窒息所致皮肤苍白的临床表现鉴别

体征	急性失血	窒息
心率	增快	减慢
呼吸	浅快	减慢，伴呼吸困难
发绀	无	有
吸氧	无好转	有好转
伴随症状	若失血量大，可伴随血压下降，皮肤湿冷等休克表现	若重度窒息，可呈濒死状态

2. 警惕突然出现的皮肤苍白 皮肤苍白症状出现急、进展快时应考虑有急性出血，需积极寻找出血位置，如胃肠道出血、颅内出血、肺出血、DIC 所致微循环出凝血障碍、巨大皮下血肿、假性动脉瘤、穿刺处失血等。生后即刻的失血原因还包括胎儿 - 母体输血、双胎输血、胎盘早剥等母亲和胎盘因素。即使无肉眼可见的出血源，仍然要怀疑有无内源性出血存在，此时需要更为缜密地做全身体格检查；考虑颅内出血加重时，神经系统症状和体征的检查就尤为重要。

3. 伴随症状评估要领 贫血常见伴随症状包括黄疸、瘀斑、呼吸困难、呼吸暂停等。慢性贫血时可能为隐匿性表现，如反复腹胀、喂养困难、体重不增、体温不升等。根据苍白的不同伴随症状应考虑不同的原因：①苍白伴黄疸，应考虑各种原因导致的溶血，如血型不合、药物性、免疫性、感染等。②苍白伴花斑、出血点，或呕血、便血、穿刺点出血不止，考虑凝血功能异常导致出血、失血。③苍白伴反应差、抽搐、肌张力改变、囟门膨隆等，考虑颅内出血或原有出血加重。

4. 新生儿贫血严重程度及干预阈值的认识 目前不再主张依据 Hb 水平进行分度以判定其严重程度，也无单一判断是否输血的临床或者实验室指标的标准和共识。临床实践需要充分考虑机体对贫血缺氧的耐受程度，结合呼吸困难、喂养困难等不同的伴随症状来判断症状的严重程度和指导干预。

5. 重视肝脾触诊 当失血量较大时会出现肝脾代偿性增大，因此，贫血时的肝脾触诊评估是不可遗漏的一项。

(赵 媛 李 霞 胡艳玲)

第九节 休　克

新生儿休克(shock)是指机体受到任何急重症损害导致全身器官的微循环灌流量不足，代谢产物积聚，细胞结构和功能损害，最终导致脏器功能不全。新生儿休克的病因复杂，早期症状不明显，但病情进展迅速，是新生儿期常见的急症，是导致新生儿死亡的重要原因之一。

【临床情境】

患儿男，因“窒息复苏后3小时11分钟”于5月21日9:11转运入院，入院时年龄3小时11分钟，系G_3P_1，出生胎龄39^{+4}周，外院自然分娩出生，出生体重4 300g，Apgar评分1，5，10分钟分别为1分、2分、2分，有宫内窘迫史，羊水Ⅲ度污染，有脐带绕颈，胎膜早破两小时。出生后予气管插管、正压通气、胸外心脏按压。入院诊断：新生儿重度窒息、巨大儿。

发现症状：5月21日9:11患儿在气管插管T组合复苏器正压通气下入科，全身皮肤苍白，口唇青紫。

临床思维过程：

1. 该患儿发生了什么状况？如何评估？
2. 发生该状况的原因是什么？
3. 应该如何处理？

【启动症状评估】

（一）启动休克症状评估所需的理论知识基础

1. 休克的病因　根据病因可分为低血容量性休克、心源性休克和体液再分配性休克。多数的休克并非单一因素所致，常为多种因素综合导致。

（1）低血容量性休克：因失血或体液丢失导致血容量不足。失血常见于胎盘早剥、前置胎盘、胎母或胎胎输血、脑室内出血、肺出血、内脏出血等；液体丢失见于摄入不足、液体丧失过多、应用利尿剂、腹泻、肾上腺皮质功能低下等。

（2）心源性休克：主要见于心肌功能不全、窒息性心脏综合征与心肌病；某些先天性心脏病、严重的心律失常、原发性心肌病、心肌炎及心内膜弹力纤维增生症等；张力性气胸导致静脉回流受阻发生心脏功能不全。

（3）体液再分配性休克：感染为常见原因，也可见于NEC、窒息、大量腹腔或胸腔积液等。

2. 休克的临床表现　按照出现时间的早晚顺序，新生儿休克的临床表现包括：①皮肤颜色变为苍白或青灰。②肢端发凉。③毛细血管再充盈时间延长。④股动脉搏动减弱。⑤心音低钝，心率增快>160次/min或<100次/min。⑥反应低下，肢体肌张力减弱。⑦呼吸增快，安静时呼吸>40次/min。⑧血压下降，收缩压足月儿<50mmHg，早产儿<40mmHg，脉压变小。⑨尿量减少。

3. 新生儿休克严重程度评估　诊断休克需要首先确定是否为休克，其次是判断休克的严重程度。根据临床表现可确定是否存在休克，根据新生儿休克评分方法可判断休克的严重程度（表3-9-1）。

表3-9-1　新生儿休克评分方法

评分	皮肤颜色	前臂内侧毛细血管再充盈时间/s	四肢温度	股动脉搏动	血压/kPa（mmHg）
0	正常	<3	正常	正常	>8（60）
1	苍白	3～4	凉至肘、膝关节以下	减弱	6～8（45～60）
2	花纹	>4	凉至肘、膝关节以上	触不到	<6（45）

注：轻度休克3分，中度休克4～7分，重度休克8分及以上。

（二）休克症状评估方法及过程

1. 运用病情评估框架（ABCD+OPQRST）进行身体外部表现评估　评估项目及结果见表3-9-2。

表3-9-2　休克症状及评估——身体外部评估过程及结果

评估项目	评估结果
airway　气道	看：平卧鼻吸气体位，口鼻部无明显分泌物，气管导管无打折
breathing　呼吸	看：胸腹部起伏对称 数：T组合复苏器正压通气下呼吸40次/min，无自主呼吸 听：双侧呼吸音对称，闻及湿啰音及痰鸣音
circulation　循环	看：皮肤苍白、口唇发绀 听：心率166次/min 触摸：肢端凉至肘、膝关节以下，股动脉搏动稍弱 测：BP 62/42mmHg，SpO_2 88%（此时吸氧浓度40%），前臂毛细血管充盈时间4s，T 36.3℃
disability　意识	意识状态：浅昏迷 疼痛刺激：有反应 肌张力：降低 瞳孔对光反射：迟钝

续表

评估项目	评估结果
ABCD 评估结论： 患儿处于生命危急状态，需要立即处理。予保暖，清理呼吸道，高频呼吸机辅助通气，吸氧浓度 60%，监测右上肢和下肢血氧饱和度 处理后评估： 气管导管内吸出少许白色泡沫样痰，机械通气下 SpO_2 上升，右上肢 SpO_2 94%，下肢 SpO_2 90%，心率 168 次 /min	
onset　部位 / 时间	5 月 21 日 9：11，窒息复苏后 3h11min
palliation　缓解 / 加剧	缓解（窒息复苏后，入科时生命体征稍稳定）
quality　症状性质	不涉及
related　伴随症状	皮肤苍白，低体温，肢端凉至肘、膝关节以下，可见少许瘀斑；毛细血管再充盈时间上肢 4s、下肢 6s，心脏闻及收缩期杂音，心率 168 次 /min；双侧胸廓起伏对称，未见胸廓饱满，听诊呼吸音可闻及少许湿啰音，气管导管内未吸出血液；腹部未见明显膨隆、肠型，无呕吐、便血，肝脏肋下 3cm，未扪及脾脏；囟门平软，肌张力降低，觅食反射、吸吮反射、握持反射、拥抱反射均未引出
severity　严重程度	中度（休克评分 4 分）
time　持续时间	3h11min
回答问题一：运用病情评估框架对患儿进行全面评估，结果显示患儿在入院时心率增快 166 次 /min（>160 次 /min），全身皮肤苍白，口唇发绀，前臂毛细血管充盈时间延长，低体温（肢端凉至肘膝关节以下），浅昏迷（觅食反射、吸吮反射、握持反射、拥抱反射均未引出），肌张力降低，瞳孔对光反射迟钝，符合休克临床表现，休克评分中度，此外还伴有肝脏增大肋下 3cm，心脏杂音，肺部湿啰音，皮肤瘀斑	

2. 利用病史采集和辅助检查资料进行身体内部变化评估　基于休克发生理论原因，采集病史信息、实验室检查及影像学检查结果，评估休克发生前身体内部的变化。

（1）病历资料：①个人史。患儿系 G_2P_1，胎龄 39^{+4} 周，入院体重 3 900g，Apgar 评分 1，5，10 分钟分别为 1 分、2 分、2 分，有宫内窘迫史，羊水Ⅲ度粪染，有脐带绕颈，胎膜早破两小时。②抢救史。外院产房行新生儿复苏，保暖、清理呼吸道、T 组合复苏器正压通气、气管插管、胸外心脏按压后心率恢复。

（2）超声检查：暂未做。

（3）影像学检查：暂未做。

（4）实验室检查：暂未做。

3. 休克的原因推断　基于休克发生理论原因，整合评估信息，初步推断本次休克发生的可能原因。推断过程及结果见表 3-9-3。

表 3-9-3 休克症状发生的原因推断

休克理论原因	该病例表现		结论
	符合理论原因的依据	不符合理论原因的依据	
低血容量性休克			
失血见于前置胎盘、胎盘早剥、胎母或胎胎输血、肺出血、内脏出血等；液体丢失见于摄入不足、液体丧失过多、肾上腺皮质功能低下、腹泻、应用利尿药等	患儿有窒息史，皮肤苍白，不排除脏器受损导致内出血，包括肺出血、消化道出血、颅内出血等；患儿出生后未进食，不排除因摄入不足引起的液体丢失	无	不排除
心源性休克			
主要见于心肌功能不全，窒息性心脏综合征与心肌病；张力性气胸导致静脉回流受阻发生心脏功能不全；某些先天性心脏病，严重的心律失常，原发性心肌病，心肌炎及心内膜弹力纤维增生症等	闻及心脏收缩期杂音，肝肋下 3cm，可能存在先天性心脏病或心衰，且患儿有窒息史，可能导致心肌受损	无	不排除
体液再分配性休克			
感染为常见原因，也可见于NEC、窒息、大量的腹腔或胸腔积液等	胎膜早破 2h，羊水Ⅲ度粪染；有宫内窘迫史、生后窒息史	无	不排除
该案例休克发生可能原因的初步推断： 低血容量性、心源性及体液再分配性休克均有可能，混合因素可能性大			

4. 对休克发生可能原因的确证追踪

（1）低血容量性休克原因追踪：患儿 5 月 21 日头颅彩超提示Ⅱ级脑室周围 - 脑室内出血，出血量不足以导致低血容量性休克；入科后立即予全量肠外营养支持，液体量充足，未出现腹泻等体液丢失情况。5 月 21 日腹部超声未见明显腹腔内出血。5 月 21 日后续未出现肺出血、便血、呕血等表现。故排除低血容量性休克。

（2）心源性休克原因追踪：5 月 21 日心脏彩超提示动脉导管未闭，5 月 21 日胸片显示心影增大，患儿心率增快>160 次 /min，肝脏肋下 3cm，均提示患儿可能因心力衰竭导致心源性休克。

（3）体液再分配性休克原因追踪：患儿有胎膜早破 2 小时，羊水Ⅲ度粪染，5 月 21 日血常规示 WBC 2×10^9/L，CRP 47.2mg/L，PCT 33ng/ml，且保暖后患儿仍存在体温不升，故确定存在感染原因引起的体液再分配性休克。患儿有宫内窘迫史，有生后窒息史，合并心率快、心脏扩大，窒息原因引起的体液再分配性休克可能性大。

确证追踪结果：对病例的确证追踪佐证了本次休克症状的评估及原因推断基本正确，心源性休克、体液再分配性休克均有可能是此次休克发生的原因，为多因素导致的休克。（回答问题二）

【症状评估后的处理】

（一）正确护理休克的理论基础

新生儿休克是一种病情危急状态，早期表现并不典型，但进展迅速，会危及患儿生命，因此需要及时识别并处理。

1. 呼吸支持　新生儿休克通常伴有肺损伤，可在短时间内发生肺出血或呼吸衰竭死亡。因此需给予适当的呼吸支持。应妥善固定气管导管管道，保持管路通畅，对气体加温、加湿，按需吸痰，保证气道通畅。

2. 建立静脉通路及扩容　立即建立两条及以上静脉通路，优选较大、粗、直静脉。休克患儿常因血容量不足出现静脉塌陷，且随着休克状态加重进一步塌陷使静脉穿刺难度增加，因此严重休克时应由技术娴熟者快速穿刺成功。条件允许时可建立中心静脉通路，以供急救时多种药物的使用。休克时常使用生理盐水扩充血容量，20ml/kg，10～15 分钟内输入；如临床表现未改善，血压仍低可重复扩容一次。扩容量达 40ml/kg 后仍存在休克者，应及时加用血管活性药物。同时需注意监测出入量平衡，避免液体负荷过多。

3. 快速准确地使用药物

（1）纠正酸中毒：持续酸中毒提示组织器官的持续缺氧和低灌注状态，将导致各组织器官功能进一步恶化。纠正缺氧、改善微循环、提供充足热量可促进减少血乳酸和丙酮酸。一般经补充液体量、吸氧和呼吸支持后机体酸中毒可逐渐缓解，如仍存在，可考虑使用 5% 的碳酸氢钠溶液静脉输入，剂量为 2mmol/kg。

（2）血管活性药物：休克早期应用扩血管药可帮助改善微循环障碍、降低周围循环阻力、减轻心脏前后负荷、增加心输出量、提高组织细胞的氧供，逆转器官功能损害。休克晚期、扩血管药物治疗无效者可使用血管收缩剂以维持有效的循环血容量。血管活性药物必须在纠正血容量和酸中毒的基础上应用。使用时需要密切监测血压、心率和尿量。

1）多巴胺：是治疗休克的首选药物，为外源性儿茶酚胺类物质，作用于不同的受体发挥不同作用，可增加外周血管阻力、心肌收缩力及心率等。轻、中度休克时起始剂量为5～10μg/（kg•min），扩张肾血管，增加肾血流量，增加尿量，维持至休克纠正后24小时。大剂量>10μg/（kg•min）常用于重症休克及低血压难以纠正患儿。推荐通过中心静脉通道给药，谨防药液外渗致组织坏死。使用多巴胺可能导致心率增快和心律失常，应注意行床旁心电监护。

2）多巴酚丁胺：有增强心肌收缩力作用，对外周血管和肺血管作用较弱，不增加心率。常与多巴胺联合使用，既可以增加心排出量，又不会显著增加外周血管阻力。一般从5μg/（kg•min）开始，根据血压情况调节，最大剂量20μg/（kg•min）。大剂量多巴酚丁胺可能导致心动过速和心律失常、高血压。

3）山莨菪碱：常用于感染性休克，每次0.2～0.5mg/kg，15～30分钟重复给药，使用时需注意观察有无皮肤黏膜干燥、潮红、高热、呼吸快等不良反应发生，中毒严重时表现为昏迷。

4）肾上腺素：小剂量增加心肌收缩力，加快心率，舒张肺血管和外周血管；大剂量收缩外周血管，抗休克。从0.1～1μg/（kg•min）开始，根据血压调整剂量，最大剂量为1μg/（kg•min）。使用过程中注意观察不良反应，包括肾脏缺血、心律失常、严重高血压等。肾上腺素外渗可能导致缺血和组织坏死，应尽量从大血管给药，避免组织坏死。

5）去甲肾上腺素：主要增加外周血管阻力。感染性休克时效果较好，一般从0.05μg/（kg•min）开始，动态调节剂量。不良反应与肾上腺素相似。

（3）糖皮质激素：休克早期给予外源性糖皮质激素可提高机体抗病能力，休克晚期由于糖皮质激素受体明显减少，再给糖皮质激素疗效不明显。此外，激素治疗可导致消化道出血、感染等严重并发症，因此一般休克不宜使用激素，仅限于肾上腺皮质功能不全患儿。常用氢化可的松，首次1mg/kg，维持量每8～12小时0.5mg/kg。近年来甲泼尼龙也开始用于治疗全身炎症反应综合征和防治DIC。

4. 防治DIC　建议早期使用肝素。中度以上休克、血小板计数<100×10^9/L即可考虑应用，剂量为10～15U/（kg•h），使用过程中需要监测活化部分凝血活酶时间（activated partial thromboplastin time，APTT），APTT延长达正常上限的1.5～2倍，及时调整肝素剂量。目前趋向超小剂量和皮下注射肝素。低分子量肝素皮下注射时生物利用度更高，抗凝效应持续时间更长，且清除率不依赖于使用剂量，出血并发症较肝素少。低分子肝素钠预防血栓剂量：依诺肝素每剂0.75mg/kg，一日两次，维持抗Xa水平在0.1～0.4U/ml，治疗血栓剂量：足月儿起始剂量每剂1.7mg/kg，皮下注射，一日两次，早产儿起始剂量每

剂 2.0mg/kg，皮下注射，一日 2 次，维持抗Xa 水平在 0.5～1U/ml。肾衰竭者慎用。患儿发生 DIC 时，大量凝血因子被消耗，可补充新鲜血浆、冷沉淀或纤维蛋白原浓缩物。

5. 病因治疗　低血容量性休克应补充血容量；心源性休克增强心肌收缩力，减少心脏前后负荷，同时治疗原发病；感染原因引起的体液再分配性休克积极抗感染。

（二）该案例患儿的护理干预（回答问题三）

1. 休克的急救　发现 T 组合复苏器正压通气下全身皮肤苍白，口唇青紫，在 3 秒内完成 ABCD 快速评估，确定了该患儿处于生命危急状态，立即呼叫医生至床旁，同时给予清理呼吸道，高频呼吸机辅助通气，并快速建立至少两条静脉通路，有条件时建立脐静脉通路，遵医嘱扩容、纠正酸中毒。

2. 对因护理

（1）血管活性药物使用及护理：①遵医嘱正确使用血管活性药物，双人查对保证药物剂量的准确性。②保证准确的用药时机，在扩充血容量、纠正酸中毒的基础上再开始使用。③明确各类药物的作用原理，避免药物相互作用。④建立三条安全有效的静脉通路，使用血管活性药物时确保管路通畅，避免发生药物渗漏。

（2）感染护理：①遵医嘱使用抗生素，配制药物时保证剂量准确，使用注射泵精确控制输液速度。②加强消毒隔离措施，给予接触隔离，规范穿脱隔离衣及戴手套，并做好手卫生，避免交叉感染，按规范进行无菌操作，做好各输液通道的接口消毒。③观察有无感染时的其他临床症状，如反应低下、体温异常、喂养不耐受等，警惕感染加重，密切监测体温、心率、血压、反应、尿量等。

3. 对症护理

（1）有创呼吸机使用及护理：①监测呼吸机参数，以维持恰当的气道压力，减少气道阻力，维持良好的通气换气功能，防止组织缺氧和 CO_2 潴留。出现呼吸机报警，需及时处理。②保持气管导管固定稳妥，管路通畅，无折叠或脱落，以维持有效的呼吸支持。③每班交接气管插管长度，确保气管导管尖端位置合适。④做好气道护理，按需、浅位吸痰，保持呼吸道通畅。

（2）体位护理：给予鼻吸气体位，床头抬高 15°～30°，保持气道通畅。在密切监护下给予俯卧位，增加肺部通气。

（3）保暖：设置合适的暖箱温度，注意四肢保暖，避免进一步加重微循环障碍。

4. 病情观察　密切监测患儿生命体征；必要时复查血气分析，关注缺氧和酸中毒是否缓解；观察患儿循环状态，包括皮肤颜色、肢端温度、毛细血管再充盈时间、血压等；关注患儿尿量；观察患儿是否存在多器官功能损伤的征象。

5. 基础护理　保持病房安静，减少声、光刺激，各项操作集中进行；保持暖箱温、湿度适宜和患儿体温稳定；避免可能促发病情加重的诱因，例如采血穿刺等。

【休克评估的注意事项】

1. 快速识别　休克是一种突发的、危急的临床综合症状和病理改变。对休克的评估重在快速识别及判断休克程度。新生儿休克起病不典型，容易被忽视，如若不能及时识别休克，患儿病情将迅速进展，严重威胁患儿生命。

2. 休克早期评估要点　不能仅依靠血压判断患儿是否存在休克。休克早期，血压可正常甚至稍增高，当血压下降时，休克多已较为严重。

3. 同步进行原因推断和处理　新生儿休克多起病急，进展迅速。因此，需快速识别休克，并给予处理。对原因的推断可以与处理同时进行，确保干预及时，且具有针对性。

（武春秀　郑　文　胡艳玲）

第十节　反应低下

新生儿反应低下（decreased responsiveness）是预示新生儿各系统疾病处于危重状态的一种临床表现，可表现为哭声弱、吸吮无力、拒奶、肢体活动减少、肌张力减弱、意识障碍等一系列临床表现。新生儿反应低下常被用来判定病情的轻重程度，但因病因复杂多样，临床症状缺乏特异性，因此，护士在临床实践中应结合患儿其他临床表现进行综合评估，及早识别出病情的进展变化。

【临床情境】

患儿男，因“早产后25分钟”于8月12日5:38由产科转入，入院时年龄25分钟，系G_1P_1，出生胎龄27^{+3}周，剖宫产分娩出生，出生体重930g，Apgar评分1，5，10分钟分别为7分、8分、9分，有宫内窘迫史和生后抢救史，予初步复苏、T组合复苏器正压通气。入院诊断：新生儿呼吸窘迫综合征、超早产儿、超低出生体重儿。

发现症状：9月16日10:50鼻导管吸氧下，出现反应差、不吃、不哭、不动。

临床思维过程：

1. 该患儿发生了什么状况？如何评估？
2. 发生该状况的原因是什么？
3. 应该如何处理？

【启动症状评估】

（一）启动反应低下症状评估所需的理论知识基础

新生儿的生理状态包括：安静睡眠、活动睡眠、瞌睡状态、安静觉醒、活动觉醒、哭闹。在不同生理状态下，新生儿的反应水平不同。判断新生儿反应是否正常，需观察患儿对外界刺激的反应。需要做神经系统检查以确认患儿的反应水平时，最好在安静或活动觉醒状态下进行。

1. 新生儿反应低下的评估内容　主要包括评估意识状态、运动功能、原始反射以及其他体格检查。

（1）意识状态评估：主要观察患儿对外界刺激的反应，常见为触觉和痛觉刺激，如轻微摇动、抚触身体、弹足底、针刺等。根据刺激后的反应，新生儿意识障碍分为四种程度：①嗜睡，是指很容易唤醒，但不易保持觉醒状态，弹足底 3 次后哭 1～2 声又睡。②迟钝，是指用非疼痛性刺激可以唤醒，但清醒慢且不完全清醒，不能保持觉醒状态，弹足底 5 次才稍有弱哭声。③浅昏迷（昏睡），是指弹足底 10 次不哭，只有疼痛刺激才能唤醒。④昏迷，是指疼痛刺激也不能唤醒。

（2）运动功能评估：包括姿势、被动肌张力和主动肌张力检查等。反应低下时患儿可出现四肢肌张力减低，表现为：双上肢前臂弹回缓慢（>3 秒）或消失、围巾征肘部超过胸部中线、双下肢过度外展腘窝角>90°（>38 周者）、足跟可触及耳朵、做头竖立反应时头往后垂、头不能竖立或竖立时间<3 秒等。新生儿肌张力减低常伴有哭声减弱、吸吮无力、活动减少。

（3）原始反射评估：拥抱反射于 32 周左右出现，4～5 个月后逐渐消失；握持反射于 32 周出现，3 个月时消失；吸吮反射一般生后即存在，4 个月左右消失。反应低下时，拥抱反射、握持反射、吸吮反射等原始反射减弱或消失。

（4）其他体格检查评估：新生儿反应低下提示疾病的严重程度，各种疾病进展到一定程度几乎均出现反应低下。因此，评估反应低下时，需综合评估生命体征以及各系统的伴随表现，尤其是神经系统表现。呼吸系统应注意有无呼吸困难、发绀；循环系统应评估心率、心音强度、心脏杂音、末梢循环状态，肝脾是否肿大，以及皮肤颜色、有无皮疹或水肿等。

2. 反应低下的常见原因　大致分为中枢神经系统疾病和神经系统外疾病。

（1）中枢神经系统疾病：是反应低下最主要的病因，主要包括 HIE、颅内出血、中枢神经系统感染等。

1）HIE：是新生儿早期反应低下最常见的原因。HIE 新生儿出生后即可有反应低下的表现，表现为肢体软弱无力、哭声低或不哭。生后不久出现意识障碍，表现为不同程度的兴奋与抑制、肌张力异常、原始反射减弱或消失。肌张力增强或减弱，肌张力增强表现为肢体过度屈曲、姿势异常、被动活动阻力增高，肌张力减弱表现为围巾征肘过正中线、头竖立差、腘窝角>90°、四肢松软等。原始反射减弱或消失。脑水肿导致颅内压增高，表现为前囟张力增高，随着颅内压增高，可能表现为惊厥，可间断发作或呈持续状态。严重 HIE 时脑干损伤，表现为瞳孔对光反射异常和中枢性呼吸衰竭。其他辅助诊断 HIE 的检验检查包括血气分析测定是否有缺氧和酸中毒、测定反映脑损伤的生化指标、测定多脏器损害的相关指标、神经影像检查、神经电生理检查等。

2）颅内出血：分为产伤性和缺氧性。不同的出血类型和出血程度，其临床表现有所不同。PIVH 是早产儿最常见的颅内出血类型。轻者可无症状，仅在生后常规头颅 B 超筛查中发现，或表现为轻度意识障碍与反应低下。重者颅内压增高明显，表现为昏迷、惊厥、呼吸节律异常等。

3）中枢神经系统感染：新生儿以化脓性脑膜炎最常见。可表现为反应低下、体温异常、易激惹、嗜睡、哭声尖锐等，可有前囟张力增高、瞳孔对光反射迟钝或大小不等。早产儿可无激惹，仅表现为反应低下。通过脑脊液检查确诊。

（2）神经系统外疾病：包括重症感染、败血症、低体温、低血糖、甲状腺功能减退、母亲分娩前使用药物等。

1）重症感染、败血症：任何部位的感染严重时，可出现反应低下的表现。早期发病者可见于宫内或产时感染，生后感染者发病多在出生一周以后。反应低下、反复呼吸暂停、面色欠佳、黄疸常为首发症状。体温可正常可升高，病情严重时表现为体温不升。常伴皮疹、肝脾肿大、腹胀等症状。血培养阳性可确诊。

2）低体温：体温低于 35℃以下时，可出现反应迟钝，体温低于 33℃以下呈半昏迷状态。低体温可由寒冷刺激导致，也可因严重疾病如重症感染导致。单纯低体温者可在缓慢复温后随着体温上升反应转佳。

3）低血糖：患儿为早产儿或小于胎龄儿、母孕期合并糖尿病、有新生儿室息史、生后几天内进食不足，临床有反应低下的表现时，应考虑低血糖。反应低下可为新生儿期低血糖的唯一症状。

4）甲状腺功能减退：甲状腺功能减退的新生儿因三碘甲状腺原氨酸（triiodothyronine，T_3）、甲状腺素（thyroxine，T_4）降低，脑细胞发育不全，髓鞘形成迟缓，常表现为反应低下、少哭、喂养困难、基础体温偏低，还可有便秘、腹胀、皮肤粗糙、黄疸消退延迟、脐疝等症状。需行甲状腺功能测定以明确诊断。

5）母亲分娩前使用药物：母亲分娩前用过降压药或麻醉药，通过胎盘进入胎儿体内，使新生儿易发生出生窒息，生后表现反应低下、肌张力减退、呼吸浅弱，甚至呼吸抑制。

6）其他：NEC、脱水、酸中毒、休克、心力衰竭、呼吸衰竭等疾病严重情况以及遗传代谢性疾病的新生儿均可有反应低下的表现。

（二）反应低下症状评估方法及过程

1. 运用病情评估框架（ABCD+OPQRST）进行身体外部表现评估　评估项目及结果见表 3-10-1。

表 3-10-1　反应低下症状评估——身体外部评估过程及结果

评估项目	评估结果
airway　气道	看：半卧鼻吸气体位，口鼻部无明显分泌物，无气道梗阻
breathing　呼吸	看：胸腹部起伏对称 数：67 次 /min 听：呼吸音稍粗，未闻及干湿啰音
circulation　循环	看：全身花斑，SpO_2 90%，心率 164 次 /min 测：血压 68/38mmHg，毛细血管再充盈时间上肢>3s，下肢>5s 摸：四肢肢端稍凉
disability　意识	弹足底 3 次才有弱哭声，处于嗜睡状态，四肢肌张力降低，竖颈差
ABCD 评估结论：不需要急救	
onset　部位 / 时间	9 月 16 日 10：50（生后 35d）
palliation　缓解 / 加剧	不涉及（首次出现）
quality　症状性质	不涉及
related　伴随症状	不吃、不哭、不动；全身花斑，体温 37.4℃，床旁血糖 4.5mmol/L；觅食反射、吸吮反射、拥抱反射均减弱；囟门张力稍增高；无肝脾肿大、黄疸、呼吸暂停、抽搐、腹胀、呕吐、便血等表现
severity　严重程度	意识障碍程度：嗜睡

续表

评估项目		评估结果
time	持续时间	询问管床护士，患儿反应低下持续 2h
回答问题一：运用病情评估框架对患儿进行全面评估，结果显示，患儿于 9 月 16 日 10：50 出现反应低下，处于嗜睡状态，症状发生时伴不吃、不哭、不动，竖颈差，四肢肌张力降低，呼吸急促，呼吸音粗，毛细血管再充盈时间延长，全身皮肤花斑，四肢稍凉		

2．利用病史采集和辅助检查资料进行身体内部变化评估　基于反应低下发生理论原因，采集病史信息、实验室检查及影像学检查结果，评估反应低下发生前身体内部的变化。

（1）病历资料：①现病史。出生胎龄 27^{+3} 周，目前矫正胎龄 32^{+3} 周，出生体重 930g，目前体重 1 320g。②个人史。出生时 Apgar 评分 1，5，10 分钟分别为 7 分、8 分、9 分，有宫内窘迫史，有生后抢救史。③体温单显示患儿体温一直维持在正常范围内。④医嘱单。25ml 母乳，q3h，鼻导管吸氧 0.5L/min，氧浓度 30%。

（2）超声检查：9 月 12 日头颅彩超提示脑室周围 - 脑室内出血（Ⅰ度），较前（9 月 3 日）无明显改变。

（3）影像学检查：9 月 15 日胸片示双肺透光度正常。

（4）实验室检查：9 月 3 日甲状腺功能示 T_3、T_4 低于正常值。9 月 7 日血常规未见明显异常。

3．反应低下的原因推断　基于反应低下发生理论原因，整合评估信息，初步推断本次反应低下发生的可能原因。推断过程及结果见表 3-10-2。

表 3-10-2　反应低下原因的初步推断

反应低下理论原因	该病例表现		结论
	符合理论原因的依据	不符合理论原因的依据	
中枢神经系统疾病			
（1）HIE	反应低下，出生时的 Apgar 评分为轻度窒息、有宫内窘迫史	此次反应低下发生时，该患儿日龄 35d，未诊断 HIE	排除
（2）颅内出血	反应低下，9 月 12 日头颅彩超示 PIVH（Ⅰ度）	该患儿日龄 35d，PIVH 无变化，且患儿此次反应低下发生前无明显神经系统兴奋表现	排除
（3）中枢神经系统感染	反应低下，囟门张力稍增高，全身花斑，四肢肢端稍凉	无	考虑

续表

反应低下理论原因	该病例表现		结论
	符合理论原因的依据	不符合理论原因的依据	
神经系统外疾病			
(1)重症感染、败血症	反应低下，全身花斑，四肢肢端稍凉	无	考虑
(2)低体温	反应低下	此次反应低下发生时，患儿体温 37.4℃	排除
(3)低血糖	反应低下	此次反应低下发生时，患儿血糖正常	排除
(4)甲状腺功能减退	反应低下，9 月 3 日甲状腺功能示 T_3、T_4 低于正常值	无	考虑
(5)母亲分娩前使用药物	反应低下，母亲产前使用了麻醉剂	此次反应低下发生时，患儿日龄已 35d	排除
(6)其他：疾病危重表现	反应低下，处于嗜睡状态，症状发生时伴不吃、不动，竖颈差，四肢肌张力降低，全身皮肤花斑，四肢稍凉	无	考虑
该案例反应低下发生可能原因的初步推断： 中枢神经系统感染、败血症、甲状腺功能减退症、疾病危重状态导致的反应低下可能性较大			

4. 对反应低下发生可能原因的确证追踪

(1) 中枢神经系统感染原因追踪：此次症状发生后进行腰椎穿刺取脑脊液送检，脑脊液外观浑浊，WBC 25 个 /mm^3，葡萄糖 1.9mmol/L，脑脊液蛋白 3.0g/L，脑脊液培养提示大肠埃希菌阳性，证实患儿存在化脓性脑膜炎。

(2) 败血症原因追踪：此次症状发生后即刻复查血常规示 WBC 3×10^9/L，CRP 73.4mg/L，PCT 23.11ng/ml。留取血培养，结果提示大肠埃希菌阳性，证实患儿存在败血症。

(3) 甲状腺功能减退原因追踪：此次反应低下发生后复查甲状腺功能示 T_3、T_4 低于正常值，但较前（9 月 3 日）好转，提示甲状腺功能减退不是此次反应低下的原因。

(4) 疾病危重状态原因追踪：此次反应低下发生后，9 月 16 日复查腹部平片，未发现肠管扩张、肠壁积气等 NEC 相关征象。9 月 16 日复查血气示：pH 7.38，PaO_2 63mmHg，$PaCO_2$ 43mmHg，基本正常，排除酸中毒。经抗感染治疗后，反应低下症状逐渐消失。

确证追踪结果：对病例的确证追踪佐证了本次反应低下症状的评估和原因推断基本正确，中枢神经系统感染、败血症是此次反应低下发生的原因，但仍应警惕病情严重发展至感染性休克。（回答问题二）

【症状评估后的处理】

（一）正确护理反应低下的理论基础

反应低下是新生儿疾病严重的表现。因此，应结合患儿的病因，积极治疗原发因素；同时在控制原发病的基础上给予对症支持治疗。

1. HIE 的治疗　及时行亚低温治疗是非常关键的治疗措施。同时积极给予对症支持治疗，包括维持适当的通气和氧合、脑血流灌注和血糖水平，适量限制入液量，预防脑水肿，苯巴比妥控制惊厥等。

2. 颅内出血的治疗　颅内出血发生后，应维持脑内正常灌注，保持机体正常氧合状态，避免出血进一步加重。对重症 PIVH 至少每周颅内超声检查一次，以发现早期无症状的脑积水，严重时需行外科手术治疗。

3. 中枢神经系统感染的治疗　化脓性脑膜炎时应尽早选用大剂量、易透过血脑屏障的杀菌药，选择静脉注射或快速静滴。对病原不明的脑膜炎，经验性使用抗生素时必须针对常见病原菌如 B 族链球菌（group B streptococcus，GBS）、大肠埃希菌和李斯特菌等进行给药。对病原明确的脑膜炎，可参考药敏结果指导临床用药。头孢噻肟、氨苄西林可作为新生儿脑膜炎治疗的首选抗生素。

4. 败血症的治疗　不管是早发败血症（early onset sepsis，EOS）还是晚发败血症（late onset sepsis，LOS），一旦怀疑应即刻开始使用抗生素。EOS 可经验性使用氨苄西林（或青霉素）+ 第三代头孢菌素作为一线抗生素用药。LOS 可选用苯唑西林、萘夫西林或者万古霉素代替氨苄西林联用第三代头孢菌素。根据血培养结果调整抗生素。同时注意维持机体电解质及酸碱平衡。感染性休克患儿应积极抗休克治疗，必要时使用血管活性药物和糖皮质激素。

5. 甲状腺功能减退的治疗　目前暂无充足的证据支持早产儿暂时性甲状腺功能减退的患儿常规使用甲状腺素治疗。先天性甲状腺功能减退的患儿首选 *L*- 甲状腺素钠治疗。

6. 低体温的治疗　低体温患儿的处理包括缓慢复温、控制感染、纠正酸中毒和电解质紊乱、供给足够的热量、纠正器官功能障碍等。

7. 低血糖的治疗　《新生儿低血糖临床规范管理专家共识（2021）》建议生后首次以外，当血糖水平（blood glucose level，BGL）<2.2mmol/L 可以作为收入新生儿重症监护室（neonatal intensive care unit，NICU）/ 新生儿科的

参考标准。当 BGL<2.2mmol/L，或 BGL<2.6mmol/L 伴有低血糖症状时，立即进行血浆葡萄糖浓度检测，静脉推注 10% 葡萄糖溶液 2mL/kg，速度为 1mL/min，然后维持葡萄糖液或肠外营养液输注 5～8mg/（kg•min）；若 2.2mmol/L≤BGL<2.6mmol/L，应立即进行血浆葡萄糖检测，维持葡萄糖液或肠外营养液输注 5～8mg/（kg•min）。治疗过程中应密切监测血糖。

（二）该案例患儿的护理干预（回答问题三）

1. 对因护理

（1）感染护理：①遵医嘱加用抗生素。②加强消毒隔离措施，给予接触隔离，规范穿脱隔离衣及戴手套，并做好手卫生，避免交叉感染；按规范进行无菌操作，做好各输液通道的接口消毒。③观察有无感染时的其他临床症状，如喂养不耐受、NEC、贫血、呼吸暂停、感染加重发生感染性休克等，密切监测体温、心率、血压、尿量等，同时动态观察反应低下的好转情况。

（2）抗生素用药护理：精确抽吸药物，使用注射泵控制输液速度；注意用药时间及频次，观察用药后效果及不良反应，同时关注感染指标是否有下降。

2. 对症护理

（1）补液护理：遵医嘱输入营养液，评估患儿出入量是否平衡，有无脱水、水肿等情况。

（2）合理喂养：观察患儿是否出现喂养不耐受、腹胀、便血等伴随症状，警惕 NEC。

3. 病情观察　每班密切评估反应低下症状的进展情况，警惕发生感染性休克。密切监测患儿神经功能状态，观察是否有惊厥、肌张力的改变等。

4. 基础护理

（1）体位护理：给予鼻吸气体位，保持气道通畅。床头抬高 15°～30°，在密切监护下给予俯卧位，增加肺部通气。

（2）一般护理：保持病房安静，减少声、光刺激，各项操作集中进行；保持暖箱温、湿度适宜和患儿体温稳定。

【反应低下评估的注意事项】

1. 选择恰当的评估时机　新生儿的生理状态包括安静睡眠、活动睡眠、瞌睡状态、安静觉醒、活动觉醒、哭闹六种。在评估反应低下时，应注意评估时新生儿所处的生理状态，在新生儿安静觉醒时进行检查最佳，必要时需重复数次检查以获得正确的结论。

2. 早产儿反应低下的评估　早产儿本身因神经系统发育不成熟，肌张力较弱，原始反射可能较弱或引不出，容易出现反应低下的假阳性评估。因此，评估时应注意早产儿的胎龄，观察早产儿的反应表现是否符合相应的胎龄，以鉴别其是否存在不符合胎龄的反应低下。

（吴 容 朱成辉 李 霞）

第十一节 抽 搐

新生儿抽搐（neonatal seizures）或称为新生儿惊厥，是指新生儿生后28天内或早产儿矫正胎龄44周内出现的一种刻板的、阵发性发作的、神经功能改变的表现，如行为、运动和/或自主神经功能的异常，伴或不伴有异常同步大脑皮质放电。国外报道足月新生儿抽搐的发生率为1‰～3‰，早产儿及低出生体重儿约为足月儿的10倍。抽搐对脑神经和脑功能发育有不利影响，存活的患儿常遗留运动、行为和认知障碍、癫痫等后遗症。及时缓解抽搐，控制抽搐发生的频率与程度对改善患儿远期生存质量十分重要。

【临床情境】

患儿女，因“发现皮肤黄染7小时，抽搐2次”于6月6日23：40入院。入院时年龄23小时，系G_3P_1，出生胎龄41^{+1}周，剖宫产分娩出生，出生体重3 500g，Apgar评分1，5，10分钟分别为9分、10分、10分。否认宫内窘迫史，无生后抢救史。诊断：抽搐待诊？新生儿高间接胆红素血症。

发现症状：6月7日9：38，护士巡视病房发现患儿在光疗时出现右侧肢体抽动。

临床思维过程：

1. 该患儿发生了什么状况？如何评估？
2. 发生该状况的原因是什么？
3. 应该如何处理？

【启动症状评估】

（一）启动抽搐症状评估所需的理论知识基础

准确识别新生儿抽搐，是进行抽搐症状评估的第一步。抽搐是神经功能失调的一种症状，与婴幼儿大脑皮质功能不完善，神经髓鞘未完全形成，血脑屏障不完善，毒物易渗入脑组织，水电解质代谢不稳定等因素有关。新生儿抽搐与儿童、成人抽搐存在较大差异，其表现可极其轻微和不典型，临床上易与新生儿类惊厥样动作混淆，不易准确判断。连续的视频脑电图（video-electroencephalography，VEEG）监测常常发现新生儿抽搐的临床表现和脑电图（EEG）的抽搐不同步，称为脑电 - 临床分离现象。

1. 抽搐的分型及其临床表现

（1）微小型：最常见的一种抽搐表现形式，不易识别，多表现为一些过度自主运动。眼部可表现为眼皮颤动、眼球震颤、凝视、眨眼、阵发性斜视，面部可表现为面肌抽动、咀嚼动作、吸吮和咂嘴、吐舌、流涎，肢体动作可表现为踏步样、踏车样、拳击样、划船样或游泳样动作，也可表现为其他复杂的无目的性动作。微小型抽搐还可表现为呼吸暂停、心率增快、血压升高、阵发性面红或苍白等交感神经功能异常症状。微小型抽搐的临床表现有时不易鉴别，应结合动作发生的节律性、多样性、是否伴随有神情呆滞及生命体征改变等综合判断。当呼吸暂停发作时球囊面罩复苏效果不佳，尤其是已有脑损害的早产儿，需考虑抽搐发作。

（2）阵挛型：表现为重复的，有节律的四肢、面部或躯干肌肉的快速收缩和放松，可为局灶性或多灶性表现，一般不伴意识丧失，常因脑卒中引起。多灶性阵挛型发作表现为身体同侧或双侧的多个肢体，或多个部位同时或先后交替或快速从一侧发展到另一侧，无特定顺序。罕见新生儿发生全身性阵挛型抽搐。

（3）肌阵挛型：表现为无节律，单一的四肢、面部、躯干肌肉的快速收缩，如多个肢体或部位的同时或先后交替抽动，可不重复，可为局灶性、多灶性或全身性表现。典型的肌阵挛型抽搐多伴有弥漫性中枢神经系统病变，提示严重的脑功能损伤。局灶性和多灶性抽搐 EEG 多表现为高尖波，全身性肌阵挛型 EEG 可表现为爆发抑制。常见原因为围产期窒息、先天性代谢异常、大脑发育异常、严重脑损伤。

（4）强直型：有局灶性或全身性发作。局灶性发作表现为某一肢体的固定体位，较少见；全身性强直发作表现为四肢伸展、内旋、握拳、神志不清。强直型抽搐可不伴有 EEG 改变。新生儿原发性全身发作较罕见。

2. 抽搐的病因　新生儿抽搐是一项复杂的病理表现，其病因可分为神经系统疾病、急性代谢性疾病和其他罕见病因，且往往由多种病因共同影响。导致新生儿抽搐最常见的原因是 HIE、颅内出血、颅内感染和新生儿脑梗死，其次是电解质紊乱和各种代谢性疾病、胆红素脑病等。

（1）神经系统疾病：中枢神经系统本身的结构异常、出血，及各种原因导致的脑缺血、缺氧、代谢异常，均可导致中枢神经系统功能紊乱，出现抽搐及意识、反射、活动、肌张力的改变。

1）HIE：是足月新生儿抽搐最常见病因。HIE 所致抽搐多发生在生后 1～2 天，见于有出生窒息、缺氧的足月儿，多为微小型和局灶性发作，伴意识障碍、肌张力增高或降低、颅内压升高。若伴颅内出血可加重颅内压升高，出现强直性、多灶性阵挛抽搐。

2）颅内出血：大脑血管破裂导致出血，因缺氧和酸中毒等原因导致的PIVH是早产儿抽搐最常见的原因。足月儿多见于缺氧和产伤引起的蛛网膜下腔出血、脑实质出血和硬膜下出血，多发生在胎位异常等娩出困难的足月儿。根据出血类型和出血程度，轻者可表现为无症状，或轻度意识障碍、肌张力降低、原始反射减弱，严重者恶化较快，迅速出现意识障碍、肌张力降低、呼吸不规则、强直性或多灶性阵挛型抽搐。头颅超声可以诊断。

3）新生儿脑梗死：又称为脑卒中，因脑血管病变导致的脑局部损伤，表现出抽搐、意识障碍、感觉运动障碍。依据临床和解剖学特征，新生儿脑梗死分为缺血性梗死、出血性梗死和脑静脉窦血栓。脑梗死多为单侧发生，可表现为对侧肢体抖动或肢体近端无力。磁共振成像（magnetic resonance imaging，MRI）对此有特异性诊断价值。

4）脑积水：是指脑脊液的产生与吸收失衡导致脑室系统和蛛网膜下腔扩大，积聚大量脑脊液，除抽搐外可伴头围过大或者增长过快（速度超过2mm/d）、囟门饱满、颅缝增宽、头皮菲薄和静脉显露，重度脑积水可有落日征。

5）先天性脑发育畸形和颅内占位性病变。

（2）感染：常见为原发或继发的化脓性脑膜炎、脑炎等。

1）抽搐发生的时间：①产前或产时感染者多在生后一周内发病，母亲有产前感染史、胎膜早破史或产程延长等。②若母亲孕期感染风疹、弓形虫、巨细胞病毒等病毒，导致胎儿宫内感染病毒性脑炎，则生后不久即可出现抽搐，且多为重型，伴宫内生长发育迟缓、黄疸、肝脾肿大等。③出生一周后发病者一般为生后感染，常见感染途径为皮肤、消化道、呼吸道感染，住院患儿还可因呼吸机、中心静脉导管相关的血流感染导致医源性感染。

2）抽搐的特点：抽搐开始可为微小型，后发展为强直性或多灶性阵挛型。感染所致抽搐患儿可伴反应低下、体温异常、皮肤花斑和毛细血管再充盈时间延长、腹胀、呕吐、意识障碍、肌张力异常、前囟膨隆等。

（3）胆红素脑病：重度高胆红素血症患儿，尤其伴早产、窒息、缺氧、感染、酸中毒等高危因素时，大量的游离胆红素穿透血脑屏障，影响脑细胞能量代谢，可发生胆红素脑病。患儿可出现抽搐、角弓反张、反应差、拒食、呕吐等表现。

（4）代谢异常

1）代谢紊乱：①低血糖。是引起新生儿抽搐的常见病因，多发生在生后3天内，出现症状时主要表现为意识改变和肢体抖动，严重低血糖可导致低血糖脑病，表现为少动、尖叫、喂养困难、低体温、抽搐、昏迷、呼吸抑制、呼吸暂停、发绀和肌张力降低。②低钙血症、低镁血症。低血钙多在生后3天至3周，低出生体重、窒息、母亲糖尿病患儿生后早期易发生低血钙，足月儿尤其是人工喂养者，主要表现为神经肌肉的兴奋性增高，惊跳反应、震颤、手足搐搦和抽搐。生后3周的低血钙通常不伴脑损伤，抽搐发作时脑电图正常，使用钙剂治疗效果好；若伴有脑损伤时抽搐多表现为非局灶性，发作时脑电图异常，钙剂治疗效果差。低镁血症多与低钙血症同时存在。③低钠、高钠血症。表现为嗜睡、烦躁、昏迷和抽搐。

2）先天代谢性疾病：因基因缺陷导致的关键蛋白质或酶的异常，新生儿常见有甲基丙二酸血症、高氨血症、苯丙酮尿症、高甘氨酸血症、枫糖尿病、维生素 B_6 依赖症等。患儿出生时一般正常，逐渐出现拒食、呕吐、呼吸困难、抽搐、昏迷等，可伴有顽固性酸中毒、低血糖、高血氨等，遗传代谢相关实验室检查和染色体、基因检查可明确。维生素 B_6 依赖症患儿的维生素 B_6 活性仅有正常的1%，需要量为正常新生儿5～10倍，抽搐在生后数小时或两周内出现，EEG表现为肌阵挛高振幅型，抽搐时使用止惊药物无效，使用维生素 B_6 100mg静脉注射后数分钟症状消失。

（5）其他病因

1）撤药综合征：是由于母亲吸毒成瘾或长期使用麻醉、镇静、阿片类镇痛药品等，药物通过胎盘导致胎儿产生药物依赖，出生后因药物中断而产生撤药综合征，表现为兴奋、激惹、抖动、抽搐、打哈欠和喷嚏、流涎、呕吐和腹泻，多发生在出生后24～48小时内。

2）新生儿破伤风：常因未消毒的剪刀或线绳结扎脐带后，破伤风杆菌经脐带感染引起，一般在生后7天左右起病，表现为全身骨骼肌强直性痉挛、牙关紧闭、“苦笑”面容。使用压舌板检查咽部时，越用力下压压舌板，咬得越紧。呼吸肌和喉肌痉挛可导致呼吸困难、发绀和窒息等严重情况。抽搐易受声、光、饮水、轻触等刺激诱发。

3）其他少见病因：如良性非家族性新生儿惊厥、良性家族性新生儿惊厥等。一般完全排除常见病因后，才考虑少见病因。

3．抽搐的相关检查　仅通过抽搐的相关临床症状和体征往往不容易鉴别其原发疾病，多需要依赖实验室检查、影像学检查和神经电生理检查。

（1）一般常规检查：血糖、电解质、血气分析检查，考虑感染时需检查血常规、CRP和脑脊液。

（2）神经电生理检查：VEEG是诊断新生儿惊厥的金标准。在缺乏VEEG时，振幅整合脑电图（amplitude-integrated electroencephalogram，aEEG）可以用于诊断和评价抽搐治疗效果。临床上高度怀疑惊厥但aEEG未检测到痫性放电时，可通过增加导联数量和视频及呼吸监测以提高识别率。

（3）头颅超声：可筛选出颅内出血、动脉卒中、脑畸形和感染。

（4）MRI：可揭示大多数脑病理，尤其是诊断脑卒中和脑水肿。此外，MRI可以鉴别潜在的病理改变，例如缺氧缺血性损伤、卒中、脑炎/脑膜炎等。

（5）计算机断层扫描（computed tomography，CT）：因其影像处理劣于MRI，且存在射线暴露问题，一般用于MRI不可获得的紧急情况。

（二）抽搐症状评估方法及过程

1．运用病情评估框架（ABCD+OPQRST）进行身体外部表现评估　评估项目及结果见表3-11-1。

表3-11-1　抽搐症状评估——身体外部评估过程及结果

评估项目	评估结果
airway　气道	看：平卧位，头偏向一侧，口鼻部无明显分泌物，无气道梗阻
breathing　呼吸	看：胸廓有起伏，无三凹征 数：47次/min 听：紧急情况下未听诊呼吸音
circulation　循环	看：全身皮肤中度黄染，无发绀，心电监护显示HR 130次/min，SpO_2 95% 测：肢体抖动情况下，未测量血压及毛细血管再充盈时间 触摸：未触摸（肢体抖动发作时不触摸）
disability　意识	不易判断
ABCD评估结论：需要急救。遵医嘱立即予苯巴比妥静脉缓慢推注，推注结束后患儿肢体抽动停止，保持呼吸道通畅	
onset　部位/时间	6月7日9：38（生后32h）；仅右侧肢体
palliation　缓解/加剧	缓解（入院前2次抽搐时伴面色发绀及SpO_2下降；使用苯巴比妥静脉推注后可缓解）
quality　症状性质	局灶性阵挛型（右上肢快速、重复抽动）
related　伴随症状	用药后反应稍差、四肢肌张力减低，用药前反应可，无食欲减退，无头颅外观畸形、无头围增大、无囟门膨隆和颅缝增宽、角弓反张；无体温异常、皮肤花斑、腹胀、瘀点瘀斑等，毛细血管再充盈时间和血糖均正常
severity　严重程度	中度
time　持续时间	3～4min

续表

评估项目	评估结果
回答问题一：运用病情评估框架对患儿进行全面评估，结果显示，此次为患儿出生后的第3次抽搐（入院前抽搐2次），症状性质为局灶性阵挛型，表现为右侧肢体抽动，伴反应差（用药后）、四肢肌张力减低，无头颅外观畸形、无头围增大、无囟门膨隆和颅缝增宽、角弓反张；全身皮肤中度黄染，无体温异常、皮肤花斑、腹胀、瘀点瘀斑等，毛细血管再充盈时间和血糖均正常	

2. 利用病史采集和辅助检查资料进行身体内部变化评估　基于抽搐发生理论原因，采集病史信息、实验室检查及影像学检查结果，评估抽搐发生前身体内部的变化。

（1）病历资料：①现病史。胎龄 41^{+1} 周，出生体重 3 500g，出生后 16^{+} 小时即出现皮肤黄染，院外抽搐 2 次，表现局灶性阵挛型（右上肢快速、重复抽动），伴面色发绀及 SpO_2 下降，予苯巴比妥静脉缓慢注射后抽搐缓解。②个人史。Apgar 评分 1，5，10 分钟分别为 9、10、10 分，否认宫内窘迫史。医院内出生，规范断脐。③母亲孕产史。母亲剖宫产，孕期合并“胎膜早破一天”，血型 O 型 Rh（D）阳性。产前、产时及产后无发热。无孕期吸毒成瘾史、麻醉和镇痛药物依赖。④入院后的诊疗方案。加强蓝光光疗，苯巴比妥维持量静脉泵入。⑤其他病史。父亲血型 B 型 Rh（D）阳性，否认家族性遗传病史及家族抽搐史。

（2）超声检查：入院后查头颅彩超未见异常，心脏彩超提示卵圆孔未闭。

（3）影像学检查：CT 和 MRI 暂未做。

（4）神经电生理检查：入院后 VEEG 提示“基本连续正常电压为主，可见惊厥发作”。

（5）实验室检查：6 月 6 日（院外）CRP 4.25mg/L，PCT 1.08ng/ml。6 月 6 日（入院后即刻，出生后 23 小时）血总胆红素 346.4μmol/L，间接胆红素 326.3μmol/L，直接胆红素 20.1μmol/L，空腹血糖 4.2mmol/L，钠 143.7mmol/L，总钙 2.11mmol/L，总镁 1.08mmol/L，血红蛋白 139g/L，CRP<0.5mg/L，血型为 B 型 Rh（D）阳性，直接抗人球蛋白试验阳性（++），ABO 血型系统游离抗体测定（+），放散试验（+），脑脊液蛋白定性（+），脑脊液蛋白定量 783.5mg/L，脑脊液乳酸脱氢酶 75U/L。6 月 7 日（4：30）复查血总胆红素 216.0μmol/L，间接胆红素 201.3μmol/L。

3. 抽搐的原因推断　基于抽搐发生理论原因，整合评估信息，初步推断抽搐发生的可能原因，推断过程及结果见表 3-11-2。

表 3-11-2 抽搐症状发生原因的初步推断

抽搐理论原因	该病例表现		结论
	符合理论原因的依据	不符合理论原因的依据	
HIE	抽搐，且发生时间早（生后 32h）	患儿无宫内窘迫史和窒息缺氧史	排除
颅内出血、颅内占位性病变、先天性颅脑发育畸形、脑积水、脑水肿等	抽搐	头颅外观无异常，头围正常，颅内超声未见异常，但缺乏 CT 或 MRI 检查结果	不排除
脑梗死	抽搐，右侧肢体	无	考虑
感染	抽搐，患儿母亲胎膜早破 1^{+}d	患儿院外及入院后查血示感染指标未见明显异常，脑脊液检查未提示感染	排除
胆红素脑病	抽搐，出生后 16^{+}h 即出现皮肤黄染，黄疸程度重，院外抽搐 2 次	无	考虑
代谢紊乱：低血糖、低钙血症、低镁血症、低钠血症、高钠血症等	抽搐	血电解质未见明显异常	排除
先天性遗传性代谢性疾病	抽搐	患儿仅有抽搐，无拒食、呕吐、呼吸困难、昏迷等，无顽固性酸中毒、低血糖、高血氨等情况	排除
撤药综合征	抽搐	患儿母亲无吸毒史	排除
新生儿破伤风	抽搐	仅有右侧肢体抽动，无全身骨骼肌强直性痉挛、牙关紧闭、“苦笑”面容等，无不规范断脐史	排除
该案例抽搐发生可能原因的初步推断： 脑梗死、胆红素脑病可能是此次抽搐发生的原因，不排除颅内占位性病变、先天性颅脑发育畸形等			

4. 对抽搐发生可能原因的确证追踪

（1）脑梗死原因追踪：MRI 头部轴位普通扫描（6 月 8 日）示左侧顶、枕、颞叶及小部分额叶见大片状异常信号，呈部分弥散受限，考虑脑梗死，伴皮层神经元坏死。MRI 血管造影示左侧大脑中动脉 M_2 以远的分支较右侧稀疏减少。

（2）胆红素脑病原因追踪：复查提示血总胆红素、间接胆红素进行性下降，MRI（6 月 8 日）未提示基底核区、丘脑底核信号增高，双侧苍白球的对称性高信号等异常，排除胆红素脑病。

（3）颅内占位性病变、先天性颅脑发育畸形原因追踪：MRI 未提示颅内占位性病变，未见颅脑发育畸形。

确证追踪结果：对病例的确证追踪佐证了本次抽搐症状的评估及原因推断基本正确，脑梗死是导致此次抽搐发生的原因，排除胆红素脑病及颅内占位性病变、先天性颅脑发育畸形等。（回答问题二）

【症状评估后的处理】

（一）正确护理抽搐的理论基础

新生儿抽搐是一种紧急的异常症状，若导致明显的血流动力学紊乱和呼吸异常时可危及生命，未及时干预的抽搐也会影响脑代谢，造成不可逆的脑损伤，遗留神经系统后遗症。因此，抽搐需快速急救或处理，其原则是维持呼吸、循环稳定，维持脑细胞正常的氧合和代谢，控制抽搐，预防神经系统后遗症。

1. 急救护理

（1）保持呼吸道通畅，维持正常通气、换气功能：维持患儿侧卧位或平卧位，颈肩部垫小毛巾，保持鼻吸气体位。抽搐易致奶汁反流，如口鼻腔有奶汁或分泌物，需及时吸引，保持呼吸道通畅。

（2）抗惊厥药物用药护理：维持静脉通路通畅，遵医嘱及时用止惊药物，准确抽吸剂量，缓慢静脉推注。有肌痉挛或强直时肢体不应制动，防止引起肌肉挫伤或骨折。

1）苯巴比妥：目前新生儿惊厥的首选抗惊厥药物，可以快速控制惊厥发作，降低脑代谢率，减少能量消耗，减轻脑水肿。静脉初始负荷剂量为 20～40mg/kg，静脉缓慢推注，维持剂量为 5mg/（kg·d）。苯巴比妥经肝脏代谢、肾脏排泄，并作为肝酶诱导剂加速其他药物和本身的代谢，因此肝肾功能损伤的新生儿使用时需要适当减量，并监测血药浓度。使用后密切监测患儿是否有呼吸抑制。

2）咪达唑仑：为苯二氮䓬类药物。相比地西泮，咪达唑仑起效时间更快，呼吸抑制作用较小，安全性较好，主要不良反应为烦躁、兴奋和心动过速。

3）左乙拉西坦：多用于控制癫痫。在苯巴比妥治疗后仍有抽搐持续状态时选择，首次负荷剂量为 30mg/kg，静脉推注，0.5～1 小时后评估，无效者可重复一次负荷剂量，后以 10mg/（kg•d），每天增加 10mg/（kg•d），至 60mg/（kg•d），分两次使用，q12h 静脉推注或口服。

4）其他抗惊厥药物：苯妥英钠、利多卡因。

（3）必要时吸氧：吸氧可减轻抽搐发作时的脑组织缺氧。当抽搐伴有口唇发绀、SpO_2 下降等，遵医嘱予鼻导管或头罩吸氧，必要时予无创或有创呼吸机机械通气。

2. 病因治疗　因引起新生儿抽搐的原因各异，故在紧急止惊后应查明原因，进行针对性治疗，如纠正低血糖、低血钙、低血镁及其他电解质紊乱，纠正高热、治疗感染、降低胆红素水平等。

3. 一般护理

（1）减少刺激：抽搐发生时应避免不必要的身体刺激，以免加重抽搐症状。抽搐间歇期应保持病房安静，用遮光布遮盖暖箱，减少声、光刺激，各项护理操作集中进行。

（2）喂养护理：抽搐患儿为误吸高风险患儿，应防止反流和误吸，经口喂养时注意观察吸吮和吞咽质量，避免发生呛咳误吸。反复抽搐的患儿可遵医嘱鼻饲喂养，注意抬高床头。

4. 快速测微量血糖　惊厥可导致脑细胞过多消耗糖原引起低血糖。因此，对于抽搐患儿，可监测床旁微量血糖，对症处理。

5. 观察病情变化　严密观察患儿体温、心率、呼吸、意识、面色等，详细记录生命体征，抽搐的时间、持续时间、间隔时间、发作类型、临床表现、恢复情况等，注意有无呼吸衰竭、休克等并发症发生，协助医生进行抢救。

6. 急救管理　对于发生过抽搐的患儿，必要时可在床旁准备好急救物资，包括调节好适当负压的吸痰仪器、吸痰管、吸氧装置和氧气连接管、简易呼吸球囊，以便在抽搐发生时可以立即取得急救物资，进行快速急救处理。

（二）该案例患儿的护理干预（回答问题三）

1. 抽搐对症护理

（1）急救处理：维持患儿鼻吸气体位，避免不必要的身体刺激。遵医嘱静脉缓慢推注苯巴比妥钠止惊，观察和记录抽搐缓解情况。

（2）止惊后的护理：保持病房安静，减少噪声，各项护理操作集中进行；维持正常体温，避免诱发抽搐再次发生。

2. 对因护理　配合完善相关实验室检查、影像学检查和神经电生理检查。脑梗死无特异性治疗方法，强调对症支持治疗，密切监护患儿生命体征，给予必要的肠内肠外营养支持；向家属做好健康教育，追踪评估神经系统功能发育情况。

3. 病情观察

（1）生命体征监护：持续监护心率、呼吸、血氧饱和度和血压。抽搐可能仅表现为生命体征异常，例如心率增快、发绀、血氧饱和度下降、血压升高等，而无明显的肢体震颤和肌张力改变等。

（2）神经系统观察：通过觅食反射、吸吮反射、食欲和活动等评估患儿反应和意识状态，评估肌张力等情况；评估抽搐发生的频率、具体表现，及时报告医生和记录。

4. 喂养护理　安置胃管，遵医嘱鼻饲喂养，采用重力喂养方式避免快速注入奶汁，预防反流和误吸。

5. 床旁准备吸氧、吸痰等急救物资。

【抽搐评估的注意事项】

1. 抽搐的ABCD评估　新生儿抽搐是突发的、紧急的症状，可能伴有或不伴循环、呼吸的异常。抽搐发生时，患儿大脑异常放电，脑组织缺氧，患儿往往有意识的丧失和肌张力的改变，即使循环和呼吸暂未表现异常，仍需要遵医嘱及时给予药物止惊，改善脑组织缺氧，预防脑损伤，减少后遗症。此时的ABCD评估强调快速，一旦确定为抽搐，应立即处理。

2. 抽搐的OPQRST评估　抽搐时，过多的身体刺激有可能使抽搐症状加重，时间延长。因此，抽搐发作时不推荐过多的体格检查。但止惊药物使用后，会掩盖神经系统的真实状态，例如意识状态、反应和肌张力被抑制，故需要在抽搐发生即刻，在有限的时间内识别出患儿抽搐的相关表现和伴随的阳性体征。

3. 类惊厥动作识别　新生儿神经系统和运动反射发育不完善，有时表现出类惊厥样动作，与抽搐难以鉴别。例如，正常新生儿因突然的触觉刺激诱发出现全身或局部的快速颤抖，类似于阵挛样动作，轻柔改变体位可使其减弱或消失，且不伴异常的眼或口运动。新生儿活动睡眠期可出现眼球转动及呼吸不规则，常在入睡开始或将近觉醒时出现，眼球在合拢的眼睑下转动，有节奏的嘴动，面部微笑，头部和肢体伸展或扭曲，但在清醒后这些动作都消失并不再出现。

（陈春燕　郑　文　石　晶）

第十二节 发 热

发热是新生儿的常见症状，因产热和散热之间的复杂关系的紊乱造成，机制尚不完全清楚。新生儿由于体温中枢发育不成熟，调节功能差，体温易波动出现发热或低体温。新生儿对发热耐受性差，体温过高可导致呼吸急促、呼吸暂停、心动过速，严重者甚至导致脑损伤。

【临床情境】

患儿女，因“发热 10^+ 小时”于 10 月 2 日 5：00 由急诊转入，入院时年龄 8 天，系 G_2P_2，出生胎龄 37^{+3} 周，自然分娩出生，出生体重 3 030g，Apgar 评分不详，否认宫内窘迫。母亲产前、产时无发热。患儿 10^+ 小时前出现发热，最高体温 39.3℃，在急诊已输注哌拉西林钠他唑巴坦钠治疗。

发现症状：入院查体 T 38.2℃（耳温），HR 165 次 /min，呼吸 58 次 /min，血压 76/38mmHg。

临床思维过程：

1. 该患儿发生了什么状况？如何评估？
2. 发生该状况的原因是什么？
3. 应该如何处理？

【启动症状评估】

（一）启动发热症状评估所需的理论知识基础

1. 机体温度 机体温度分为体核温度和体表温度。体核温度是指身体内部胸腔、腹腔和中枢神经的温度，相对稳定且较体表温度高，也称核心温度。体表温度是指皮肤表面温度，可受环境温度和衣着情况的影响且低于体核温度。一般认为新生儿的正常核心温度为 36.5～37.5℃，体表温度为 36～37℃。

2. 发热的分度 通常将新生儿的核心温度高于 37.5℃定义为发热。发热可分为：低热 37.6～38℃；中度发热 38.1～39℃；高热 39.1～41℃；超高热 41℃以上。

3. 体温测量方法 常见的体温监测方法包括测量肛温、腋温、耳温、颌下温度、腹股沟温度、皮温，可使用传统水银体温计、辐射台肤温传感器、电子腋温计、耳道式体温计、红外线体温测量仪、暖箱肤温传感器、肛温计等工具。不同的测量方法各有优缺点，详见表 3-12-1。值得注意的是，这些体温监测的装置都需要每年按照《中华人民共和国计量法》进行计量的检测与质量控制，并在日常管理中关注监测数据的准确性。

表 3-12-1 体温测量方法及其优缺点

测量方法	优点	缺点
肛温	最接近新生儿的核心温度	新生儿直肠较短，插入的深度不易掌握，直肠壁较薄，如不小心可造成直肠穿孔
腋温	测得的温度接近新生儿的核心温度，比肛温略低	测量时间 5min，体温计易脱落
耳温	无创伤、操作方便，可在 1s 内读取准确数值，可较好地代表新生儿核心温度	耳温套需专人专用，一次性使用
颌下温度	测量部位暴露于体表，简便、安全、快捷	不易固定，易造成体温计脱落，影响结果
腹股沟温度	测得温度与腋温接近	测量不方便，测量时间长
皮温	对新生儿干扰小，可持续监测体温	监测数值会受部位、环境温度影响；肤温探头长时间固定在某个部位可能造成皮肤损伤

4. 发热的原因　根据病因可将发热原因分为感染性发热和非感染性发热。

（1）感染性发热：感染分为全身性感染、局部性感染和中枢性感染。①全身性感染见于败血症。②局部性感染常见于新生儿脐炎、新生儿肺炎、新生儿肠炎、蜂窝织炎等。③中枢性感染见于化脓性 / 病毒性脑膜炎。细菌、病毒等多种病原菌导致的全身或局部感染均可引起发热，但一些重症感染并无发热表现，部分患儿体温可能正常，甚至低体温。感染所致发热者，给予物理降温处理后体温可能会下降，但易出现反复发热。感染患儿常有末梢循环障碍，外周皮肤血管收缩导致的肢端发凉，还可能出现全身状态较差、核心温度与外周温度差增大等。

（2）非感染性发热

1）环境因素：新生儿体温调节中枢发育不成熟，环境温度过高时容易导致发热，常见于室温、暖箱温度过高，包裹过度、光疗等。

2）脱水热：新生儿奶量或水分摄入减少可能导致脱水，加之新生儿自身出汗能力差，热量难以散失，从而导致发热，常见于出生后 3～4 天喂养不足的新生儿。新生儿脱水热时体温可升高至 39～40℃，并伴有面色潮红、烦躁、哭闹、呼吸增快等表现，同时也可见眼窝凹陷、皮肤弹性差、尿少甚至无尿等脱水症状。发生脱水热者经降低环境温度、补充水分后体温很快可降至正常。

3）变态反应：输液反应、输血反应、药物反应等过敏反应也可导致患儿体温升高。

4）神经源性发热：癫痫持续状态的新生儿代谢率升高，致使体温升高；颅内出血、下丘脑和中枢神经系统畸形和肿物可导致中枢性发热。

5）母体因素：分娩时接受硬膜外麻醉可导致母亲和新生儿发热。

6）其他因素：如散热障碍（先天性无痛无汗症）亦可造成发热。

（二）发热症状评估方法及过程

1．运用病情评估框架（ABCD+OPQRST）进行身体外部表现评估　评估项目及结果见表3-12-2。

表3-12-2　发热症状评估——身体外部评估过程及结果

评估项目	评估结果
airway　气道	看：鼻吸气体位，口鼻腔无分泌物，有哭声，无气道梗阻
breathing　呼吸	看：胸廓有起伏，呼吸运动对称，三凹征阴性 数：58次/min 听：双肺呼吸音对称，呼吸音粗，无痰鸣音
circulation　循环	看：口唇面色甲床红润，HR 165次/min，SpO_2 97% 摸：四肢肢端稍凉，动脉搏动可扪及 听：心律齐，心音有力 测：血压76/38mmHg，毛细血管再充盈时间<3s
disability　意识	意识清醒，对刺激有反应
ABCD评估结论：不需要急救	
onset　部位/时间	10月2日5：00
palliation　缓解/加剧	缓解（入院前最高耳温39.3℃，入院时耳温38.2℃）
quality　症状性质	不涉及
related　伴随症状	双肺呼吸音粗，无气促呻吟、三凹征，未闻及啰音；上肢毛细血管再充盈时间3s，四肢肢端稍凉；无腹胀、腹泻、便血、肝脏长大；无少吃少哭少动，无惊厥、意识障碍等；全身皮肤未见感染灶
severity　严重程度	中度发热
time　持续时间	>10h
回答问题一：运用病情评估框架对患儿进行全面评估，结果显示：患儿入院前10^+h开始发热，最高体温39.3℃，目前体温38.2℃，属于中度发热；双肺呼吸音粗，呼吸58次/min；HR 165次/min，四肢肢端稍凉；全身皮肤未见感染灶	

2. 利用病史采集和辅助检查资料进行身体内部变化评估　基于发热发生理论原因，采集病史信息、实验室检查及影像学检查结果，评估发热发生前身体内部的变化。

（1）病历资料：①现病史。胎龄 37^{+3} 周，年龄 8 天，入院体重 3 000g。②个人史。系 G_2P_2，自然分娩出生，出生体重 3 030g，Apgar 评分不详，否认宫内窘迫。③母亲孕产史。产前、产时无发热。

（2）影像学检查：10 月 1 日急诊胸片示新生儿肺炎，心影增大。

（3）实验室检查：10 月 1 日急诊血常规结果示 CRP 3.3mg/L；血生化检查结果示血清总胆红素 193.6μmol/L。入室经皮胆红素 8.5mg/dl。

（4）颅脑超声检查：未做。

（5）脑脊液检查：未做。

3. 发热的原因推断　基于发热的理论原因，整合评估信息，初步推断本次发热发生的可能原因，推断过程及结果见表 3-12-3。

表 3-12-3　发热原因的初步推断

发热理论原因	该病例表现		结论
	符合理论原因的依据	不符合理论原因的依据	
感染性发热			
败血症	发热，胸片提示肺炎，四肢肢端凉	反应可，无激惹嗜睡；无黄疸；无厌食呕吐腹胀、肝脏长大；未见全身感染等表现	不排除
新生儿脐炎	发热	脐部及周围皮肤未见红肿和脓性渗液	排除
新生儿肺炎	发热、呼吸音粗，胸片提示肺炎	无气促、三凹征	考虑
新生儿肠炎	发热	未见拒食、呕吐、腹泻、腹胀等消化系统症状	排除
蜂窝组织炎	发热	全身未见明显局部感染灶	排除
化脓 / 病毒性脑膜炎	持续发热	反应可，无激惹、惊厥等神经系统表现；囟门平软，无呕吐、骨缝增宽等颅内压增高表现	不排除
非感染性发热			
环境因素	发热	入院时包裹适宜	排除
脱水热	发热	该患儿生后 8d，母乳喂养，30ml/ 次，每 2h 至 3h 1 次，水分摄入充足，小便量可	排除

续表

发热理论原因	该病例表现		结论
	符合理论原因的依据	不符合理论原因的依据	
变态反应(药物、输血输液反应)	发热	第1次发热前未使用药物、无输液、输血史	排除
神经源性发热(脑出血、癫痫持续状态)	发热	足月儿，无窒息史，囟门平软，无意识障碍、惊厥尖叫、瞳孔异常等神经系统表现、无呼吸暂停	排除
母体因素：分娩时接受硬膜外麻醉	发热	自然分娩出生，且患儿已生后8d，未见呼吸抑制相关表现	排除
先天性无痛无汗症	发热	有出汗，刺激后疼痛哭泣	排除
该案例发热发生可能原因的初步推断： 败血症、肺炎导致发热的可能性大，化脓/病毒性脑膜炎导致发热的可能性小，可能为单一因素，也可能为合并因素			

4. 对发热发生可能原因的确证追踪

(1) 败血症原因追踪：追踪当日(10月2日)CRP检查结果9.2mg/L，10月3日CRP 12.4mg/L，呈进行性升高。10月3日血培养结果(10月2日入院时采集标本)示革兰氏阴性杆菌阳性。10月6日(美罗培南输注4天后)复查CRP 3.0mg/L，血培养(10月6日)未培养出病原微生物，体温恢复正常，提示患儿败血症经抗生素治疗后有效。

(2) 新生儿肺炎原因追踪：使用抗生素后体温及CRP恢复正常。

(3) 化脓/病毒性脑膜炎原因追踪：使用抗生素后体温及CRP恢复正常，无神经系统相关症状，可排除。

确证追踪结果：对病例的确证追踪佐证了本次发热症状的评估和原因推断基本正确，败血症和新生儿肺炎是此次发热的主要原因。(回答问题二)

【症状评估后的处理】

(一) 正确护理发热的理论基础

1. 新生儿发热的处理原则　出现发热，应积极寻找原因对因处理。若为环境因素引起的发热，应查找并去除原因，如降低室温，调节暖箱、光疗箱温湿度，调整新生儿包裹厚度等。

2. 新生儿发热的处理方法

(1) 降温：以物理降温为主，可温水浴或温水擦浴，水温33～36℃为宜。擦浴部位为前额、枕部、颈部、四肢、腋下、腹股沟等。忌用乙醇擦浴。慎用退热药，以防药物在新生儿期的毒副作用及体温骤降，必要时可用对乙酰氨基酚，每次5～10mg/kg，口服或灌肠，发热时每4小时一次。

(2) 对因处理：若为感染原因引起的发热，除了处理发热外还需查明感染源，必要时做血培养，合理选择抗生素，加强隔离，积极控制感染源；若为脱水热引起的发热，应评估新生儿脱水、体重降低情况，补充水分。

（二）该案例患儿的护理干预（回答问题三）

1. 体温护理　立即予物理降温（温水擦浴及降低暖箱温度），半小时后复测体温。

2. 用药护理　遵医嘱予哌拉西林钠他唑巴坦钠静脉输注，补液等治疗；血培养结果提示革兰氏阴性菌感染后增加美罗培南输注抗感染。

3. 基础护理　严格执行手卫生，做好隔离，避免交叉感染；加强皮肤护理，保持皮肤清洁干燥，保持皮肤完整性。

4. 病情观察　密切监测患儿反应、体温、呼吸、心率、循环等，注意有无反应差、呼吸暂停、黄疸等症状，警惕感染性休克的发生。

【发热评估的注意事项】

1. ABCD 评估　ABCD 评估时需观察呼吸、循环及意识状态，判断发热状态下对生命体征的影响程度，及早识别病情危重情况。

2. 伴随症状评估要领　评估发热的伴随症状时，需知晓发热发生原因的理论知识。引发发热的原因有很多，这些原因除了引起发热外，可能还会引发其他症状，而这些症状合并发热存在，即可成为推论发热发生最可能原因的证据。如评估患儿是否伴随黄疸或肝脏长大，可分析引起发热的原因是感染性还是非感染性。

3. 排除引起发热的物理因素　发生发热时，需首先排除是否因过度保暖、箱温调节不当及剧烈哭闹等原因引起，再进一步确定是否为感染性因素引起。

（王佳凡　王　露　苏　昕）

第十三节　低体温

新生儿主要通过产热和散热维持体温平衡。新生儿出生后，因周围环境温度与新生儿娩出前子宫内温度差异大，如未妥善保暖，出生后 1 小时的体温可以降低 2.5℃。低体温可导致晚发型败血症、呼吸窘迫、低血糖、代谢性酸中毒、凝血障碍、脑室内出血等发病率显著增加。新生儿低体温与死亡率密切相关，极低出生体重儿体温每下降 1℃，死亡率增加 28%，当体温低于 32℃时，死亡率明显增加。因此，做好新生儿体温管理，预防低体温非常重要。

【临床情境】

患儿男，因“早产后 18 分钟”于 8 月 25 日入院，入院时年龄 18 分钟，G_2P_1，出生胎龄 29^{+2} 周，剖宫产分娩出生，出生体重 1 320g，Apgar 评分 1，5，10 分钟分别为 8 分、9 分、9 分，无宫内窘迫史、生后抢救史。入院诊断：极低出生体重儿、极早产儿、新生儿宫内感染、新生儿肺炎。

发现症状：9 月 24 日 2：50，患儿的皮肤温度监测显示 35.6℃，心电监护报警，HR 90 次 /min，SpO_2 75%。

临床思维过程：

1. 该患儿发生了什么状况？如何评估？
2. 发生该状况的原因是什么？
3. 应该如何处理？

【启动症状评估】

（一）启动低体温症状评估所需的理论知识基础

1. 低体温的分度　世界卫生组织指出，人体正常核心温度为 36.5～37.5℃，36.0～36.4℃为轻度低体温，32.0～35.9℃为中度低体温，<32.0℃为重度低体温。

2. 低体温的临床表现　新生儿低体温的临床表现与其体温下降程度直接相关，体温越低，并发症越严重。

（1）皮肤温度下降：发生低体温时，机体会代偿性出现皮肤血管收缩以减少散热，因此，低体温的直观表现就是皮肤温度下降，一般自肢体末端开始，如双足、双手，至双膝、手肘、颜面、躯干等，触诊凉或冰冷。低体温患儿应注意触诊评估皮肤温度下降程度和部位。因新生儿的棕色脂肪主要分布在腋窝，腋温与肛温的温度差值可用于判断低体温的进展情况。低体温早期棕色脂肪氧化产热，腋温≥肛温；当棕色脂肪耗竭时，患儿体温下降显著，当低体温进展到腋温<肛温时称为产热衰竭，通常预后较差，病死率高。

（2）硬肿症：新生儿皮下白色脂肪组织中饱和脂肪酸含量较高，其熔点高，低体温时容易凝结产生硬橡皮感、皮脂硬化感，即新生儿硬肿症，此时皮肤紧贴皮下组织，呈紫红色或苍黄色，严重者可有肢体僵硬不能活动。硬肿呈对称出现，自双下肢开始，随低体温程度加深逐步蔓延至大腿、臀部，严重时遍布全身，硬肿面积越大，预后越差。初步估算新生儿硬肿范围时，头颈部占 20%，双上肢占 18%，双下肢占 26%，前胸和腹部占 14%、背部和腰骶部占 14%，臀部占 8%。冷伤的严重程度可依据体温（肛温和腋 - 肛温差值）、硬肿的范围和有无器官功能改变三个维度计算分值，根据得分分为轻度、中度和重度，见表 3-13-1。

表 3-13-1 新生儿冷伤分度及评分标准

评分	体温		硬肿范围 /%	器官功能改变
	肛温 /℃	腋 - 肛温差 /℃		
0	≥35		<20	无明显改变
1	<35	0 或正值	20～50	明显改变
4	<30	负值	>50	功能衰竭

注：根据体温、硬肿范围和器官功能改变计算合计得分，总分为 0 为轻度冷伤，1～3 分为中度冷伤，4 分及以上为重度冷伤。

（3）多器官功能损伤：①循环系统损伤表现为心动过速或过缓、低血压、苍白、发绀、皮肤大理石样花斑纹、毛细血管再充盈时间延长、心音低钝甚至休克。②呼吸系统损伤初期可表现为呼吸频率、每分通气量和潮气量下降，体温进一步下降时肺血管紧张度下降，肺血容量增多，易出现肺水肿和肺出血。③神经系统损伤早期表现为反应迟钝，不哭、不动，拒乳，进一步出现意识障碍、昏迷等。④泌尿系统损伤致肾小球滤过率减少，肾血流量减少，出现少尿甚至无尿，常有肾衰竭。⑤体温下降还使得血液浓缩，血液黏滞度增加，血流缓慢凝滞，凝血因子大量消耗，血小板减少，逐渐出现严重的微循环障碍甚至 DIC。⑥低体温患儿多伴有酸碱平衡紊乱，以酸中毒为主。

3. 低体温导致的损害　低体温会触发去甲肾上腺素分泌与释放增加，致机体新陈代谢增加，组织耗氧增多，导致组织缺氧。低体温也可引起外周血管与肺血管收缩，加重组织缺氧，致无氧代谢酸性产物增加。此外，低体温时棕色脂肪利用增加，游离脂肪酸释放增加。低体温导致机体缺氧、酸中毒，会进一步导致多器官脏器损害，威胁患儿生命。

4. 低体温的原因　任何因素导致产热不足和 / 或散热增加时，都会引起新生儿低体温。主要包括早产或低出生体重、环境温度低、热量摄入不足和疾病因素。

（1）早产或低出生体重：面对寒冷刺激时，新生儿主要依靠棕色脂肪组织在局部氧化产生额外的热能。胎龄 26～30 周时，棕色脂肪组织开始出现，随着胎龄增加而逐渐增多。早产儿胎龄越小，体重越轻，棕色脂肪组织的含量越少，能量储备越少，低体温发生率越高。早产儿消化系统发育不成熟，可导致热量摄入不足，产热不足。早产儿体表散热面积大、皮下脂肪少、皮肤菲薄，容易热散失。早产儿或低出生体重儿的体温调节中枢发育不成熟，体温调节能力差，更容易发生低体温。

（2）寒冷损伤：寒冷是引起低体温的重要原因。寒冷时，通过传导、对流等方式导致的体温散失大大增加。新生儿寒冷时棕色脂肪分解，增加产热以维持体温，但随着寒冷持续时间延长，棕色脂肪耗竭，产热能力显著下降，导致新生儿寒冷损伤。

（3）热量摄入不足：棕色脂肪产热需要葡萄糖参与，新生儿本身糖原储备少，此外，任何原因导致的饥饿、喂养不足且未能通过其他途径补足热量可导致热量摄入不足和葡萄糖生成量不足，影响棕色脂肪产热而引起低体温。

（4）感染：感染时机体耗能增加，摄入不足和产热减少导致低体温发生。感染时，可能出现低体温、体温不升，同时多伴有全身的大理石样花斑，反应低下等表现，感染灶所在器官系统可有异常表现。

（5）甲状腺激素水平改变：饥饿、营养不良、严重疾病状态等可能导致低 T_3 综合征，即甲状腺疾病以外的原因引起的 T_3 水平降低，由于代谢水平低，产热少加重低体温。低 T_3 综合征时，实验室检查可表现为血清总三碘甲状腺原氨酸（total-triiodothyronine，TT_3）、游离三碘甲状腺原氨酸（free triiodothyronine，FT_3）水平降低，血清反三碘甲状腺原氨酸（reverse triiodothyronine，rT_3）水平增高，血清总甲状腺素（total thyroxine，TT_4）、游离甲状腺素（free thyroxine，FT_4）降低，促甲状腺激素（thyroid stimulating hormone，TSH）水平正常。病因解除后甲状腺素水平可逐渐恢复正常，因此不需要甲状腺激素替代治疗。

（6）体温调节中枢功能障碍：出生窒息、颅内出血、脑积水、缺氧、酸中毒等因素可引起体温调节中枢功能障碍导致低体温。患儿有明确的宫内窘迫史、出生窒息史、缺氧史，可伴神经系统异常症状，如激惹或意识淡漠、惊厥、肌张力高或肌张力低下、前囟膨隆等。血气分析可提示缺氧和酸中毒程度。

（二）低体温症状评估方法及过程

1. 运用病情评估框架（ABCD+OPQRST）进行身体外部表现评估 评估项目及结果见表 3-13-2。

表 3-13-2 低体温症状评估——身体外部评估过程及结果

评估项目	评估结果
airway 气道	看：平卧、鼻吸气体位，口鼻部无明显分泌物，无气道梗阻
breathing 呼吸	看：鼻导管吸氧下呼吸浅慢，不规则 数：32 次 /min 听：紧急情况下未听诊呼吸音

续表

评估项目	评估结果
circulation　循环	看：口唇发绀，全身花斑，皮肤苍白，SpO_2 75%，心率 90 次 /min 测：血压 78/48mmHg；毛细血管再充盈时间 3s；复测耳温 35.9℃ 触摸：四肢皮肤凉，凉至膝盖及前臂，未触及皮下硬肿感
disability　意识	反应低下，四肢肌张力低下
ABCD 评估结论：需要抢救。 立即予清理呼吸道、刺激、球囊正压通气 急救后评估：吸出少许白色分泌物，处理后自主呼吸上升至 45 次 /min 左右，心率上升至 121 次 /min，SpO_2 上升至 93%，皮肤转红润，改鼻导管吸氧为无创呼吸机辅助通气	
onset　部位 / 时间	9 月 24 日 2：50（生后 30d），四肢皮肤凉
palliation　缓解 / 加剧	加剧（0：10 发现皮肤温度监测显示 36.1℃，复测耳温 36.4℃，予保暖、调高暖箱温度；2：50 皮肤温度监测显示 35.6℃，测量耳温 35.9℃）
quality　症状性质	不涉及
related　伴随症状	反应差，四肢肌张力低，觅食和吸吮反射弱，弹足底刺激后仅皱眉，无哭声，活动少；四肢皮肤凉，凉至膝盖及前臂；全身花斑、苍白，口唇发绀，呼吸浅慢不规则；腹部稍膨隆；测血糖 3.5mmol/L，24 小时尿量约 1.6ml/（kg·h），全身未见出血点
severity　严重程度	中度低体温
time　持续时间	1h40min
回答问题一：运用病情评估框架对患儿进行全面评估，结果显示，9 月 24 日 2：50 发现患儿低体温，此症状较前加剧，症状发生时伴反应差，四肢肌张力低，觅食和吸吮反射弱，弹足底刺激后仅皱眉，无哭声，活动少；四肢皮肤凉，凉至膝盖及前臂；全身花斑、苍白，口唇发绀，呼吸浅慢不规则；腹部稍膨隆，不伴有血糖和尿量异常，未见出血点	

2. 利用病史采集和辅助检查资料进行身体内部变化评估　基于低体温发生理论原因，采集病史信息、实验室检查及影像学检查结果，评估低体温发生前身体内部的变化。

（1）病历资料：①现病史。出生胎龄 29^{+2} 周，出生体重 1 320g，矫正胎龄 33^{+4} 周，目前体重 1 890g，日龄 30 天。②个人史。极低出生体重儿、极早产儿、新生儿宫内感染、新生儿肺炎。③护理记录。心率、呼吸、SpO_2、血压、血糖维持正常范围，近期未发生特殊症状。④体温单。此次低体温发生前的体温均维持在正常范围内。⑤医嘱单。人工喂养，早产儿配方奶 27ml，q3h

喂养，加奶顺利；24 小时持续静脉营养液输入[总液体量 113ml，其中葡萄糖 5.8g，氨基酸 3.3g，肠内及肠外营养总热量约 100kcal/kg（1kcal≈4.2kJ）]。

（2）超声检查：9 月 9 日头颅彩超未见异常，心脏彩超提示卵圆孔未闭、三尖瓣反流（轻度）。

（3）影像学检查：近期未行胸腹片检查。

（4）实验室检查：①血常规，9 月 22 日（发生低体温前 2 天）WBC 12.9×10^9/L，CRP<0.5mg/L。②PCT，9 月 24 日（症状发生后即刻）PCT 13.7ng/ml。③甲状腺素，9 月 22 日（发生低体温前 2 天）TT_3 1.30nmol/L（正常），FT_3 4.07pmol/L（轻度降低），T_4 71.30nmol/L（轻度降低），FT_4 13.38pmol/L（正常），TSH 3.359mIU/L（正常）。④血气分析，9 月 24 日（症状发生及抢救后）pH 7.318，$PaCO_2$ 40.0mmHg，PaO_2 41.4mmHg，血乳酸 5.5mmol/L，碱剩余 −5.6mmol/L。

（5）其他：暖箱温度 32℃，湿度 45%（湿化关闭状态，为自然空气湿度）。

3. 低体温的原因推断　基于低体温发生理论原因，整合评估信息，初步推断低体温发生的可能原因。推断过程及结果见表 3-13-3。

表 3-13-3　低体温症状发生原因的初步推断

低体温理论原因	该病例表现		结论
	符合理论原因的依据	不符合理论原因的依据	
早产、低出生体重	低体温，出生胎龄 29^{+2} 周，出生体重 1 320g	出现症状时患儿日龄已为生后 30d，矫正胎龄 33^{+4} 周，目前体重 1 890g	不排除
寒冷损伤	低体温	患儿目前矫正胎龄 33^{+4} 周，体重 1 890g，箱温设置为 32℃合理，无环境温度低因素	排除
热量摄入不足	低体温	患儿目前奶量 27ml 早产儿配方奶，q3h 肠内喂养，且持续静脉营养液输注，肠内及肠外营养总热卡约 100kcal/kg，满足生长发育需求	排除
感染	低体温、反应低下，不吃、不哭、不动，四肢肌张力低下；口唇发绀，全身花斑、苍白，呼吸浅慢不规则；腹部稍膨隆，即刻 PCT 13.7ng/ml	无	考虑

续表

低体温理论原因	该病例表现		结论
	符合理论原因的依据	不符合理论原因的依据	
甲状腺激素水平改变：低 T_3 综合征	低体温	患儿近期未处于严重疾病状态，无饥饿、营养不良等情况，近期甲状腺功能检查 TT_3 水平正常	排除
缺氧、酸中毒	症状发生时有呼吸浅慢、不规则，发绀等症状，血气分析提示低氧血症和酸中毒	症状发生后即刻的床旁血气分析结果异常（pH 7.318，$PaCO_2$ 40.0mmHg，PaO_2 41.4mmHg，血乳酸 5.5mmol/L，碱剩余 −5.6mmol/L）	考虑
体温调节中枢功能障碍：出生窒息、颅内出血、脑积水等	低体温	患儿已生后 30d，出生后头颅 B 超未提示颅内出血及其他异常，出生即刻血气分析未显示明显缺氧和酸中毒	排除
该案例低体温发生可能原因的初步推断： 感染及缺氧和酸中毒导致的低体温可能性较大，早产、低出生体重因素可能是低体温发生的次要因素。初步排除由于寒冷损伤、热量摄入不足、甲状腺激素水平改变及其他因素导致的低体温			

4. 对低体温发生可能原因的确证追踪

感染原因追踪：9 月 24 日症状发生后血常规结果提示 CRP 35.8mg/L，WBC 25×10^9/L，中性粒细胞 12.9×10^9/L，9 月 25 日血培养提示肺炎克雷伯菌阳性。胸片提示双肺炎症，双肺内小片影增多，可确诊败血症、肺炎。

确证追踪结果：对病例的确证追踪佐证了本次低体温症状的评估和原因推断基本正确，感染及缺氧和酸中毒是此次低体温的主要原因。（回答问题二）

【症状评估后的处理】

（一）正确护理低体温的理论基础

1. 复温　新生儿低体温的首要处理措施是复温。复温时体表温度先回升，若复温过快，外周血管迅速舒张，可致使回心血量减少，加重休克及低血压。此外，皮肤黏膜微循环中瘀滞的乳酸随着血管扩张和血液流动增加，迅速进入中心循环中，导致“复温性酸中毒”的发生。复温策略应根据患儿低体温的程度而定，在复温过程中应监测患儿生命体征及各器官系统功能，避免复温过快。常用新生儿暖箱或辐射台进行复温，临床普遍认为复温速度应该以暖箱温度1℃/h升高，对于出生体重<1 200g、胎龄<28周、体温<32℃的患儿，复温速度应减慢(<0.6℃/h)，同时体表皮肤温度与肛温相比，不能超过1℃。

2. 控制感染　考虑感染因素时，应积极查找感染源，尽早正确使用抗生素治疗。一般初始可根据经验选择合适的抗生素，后根据血培养结果选择相应的敏感抗生素。做好消毒隔离措施及手卫生，避免交叉感染。

3. 充足的热量供给　低体温患儿起始时每天供给热量50kcal/kg，在患儿能够耐受的情况下逐渐增至100～120kcal/kg，注意平衡糖类、氨基酸及脂肪乳的供应，注意维持血糖的稳定。

4. 维持器官功能稳定　有休克者应行扩容、纠正酸中毒，必要时给予血管活性药物。若患儿存在DIC血液高凝状态，可予低分子肝素钠抗凝，同时根据患儿情况予凝血酶原复合物、冷沉淀、新鲜冰冻血浆等补充凝血因子。维持水、电解质及酸碱平衡稳定，密切监测出入量，维持体液平衡。

5. 低体温的预防　新生儿低体温重在预防。

(1) 产房温度管理：产房温度应设置为24～26℃。提前预热辐射保暖台，针对足月儿辐射保暖台温度可设置为32～34℃，早产儿根据其中性温度设置。出生后均需擦干头部并保暖。足月儿用预热毛巾包裹、擦干后置于辐射保暖台上；出生体重<1 500g、胎龄<32周的早产儿头部以下躯体和四肢可予塑料薄膜包裹，减少不显性失水。维持新生儿腋下温度36.5～37.5℃。

(2) NICU适中温度调节管理：适中温度是机体耗氧和代谢最低，蒸发散热量最小并维持正常体温的环境温度，此时安静状态下的体核温度保持36.7～37.3℃，每小时体核温度变化低于0.2℃，皮肤平均温度变化低于0.3℃。新生儿的适中温度和出生胎龄、出生体重、日龄、疾病状态等都有关系。不同胎龄和体重的温度调节建议见表3-13-4，需要后续根据患儿体温情况调整。

表3-13-4　不同出生体重健康新生儿适中温度

出生体重/kg	暖箱温度			
	35℃	34℃	33℃	32℃
1.0	出生10d内	10d以后	3周以后	5周以后
1.5	—	出生10d内	—	4周以后
2.0	—	出生2d内	2d以后	3周以后
>2.5	—	—	出生2d内	2周以后

(3) 重视护理和治疗操作时的保暖

1) 预防沐浴低体温：沐浴时需提高室温，沐浴动作应快速，及时擦干身体。

2) 预防护理操作低体温：在暖箱护理操作中，尽量避免打开箱门进行护理操作，优先通过小舷窗，操作后后及时关闭舷窗。打开箱门操作时，应给予毛巾覆盖保暖，或覆盖保鲜袋、保鲜膜。开箱操作时间长时可适当提高暖箱温度。

3）预防吸氧相关低体温：压缩空气和氧气均为低温气体，直接吹向人体时可导致低体温，呼吸机辅助通气时应注意巡视加温加湿设备是否功能正常，鼻导管吸氧时建议将气体加热至37℃，头罩吸氧时建议使用小毛巾或绒布帽子进行头部保暖。

（4）袋鼠式护理：袋鼠式护理可兴奋母亲迷走神经，催产素分泌增加导致乳房温度上升，有利于早产儿保暖，减少早产儿低体温发生。

（二）该案例患儿的护理干预（回答问题三）

1. 对症护理

（1）呼吸支持及护理：①设置合适的无创辅助通气参数，给予恰当的气道压力支持，保障有效的肺通气和肺换气，改善缺氧和呼吸窘迫。②设置湿化器温度37℃，及时倾倒管路中的冷凝水，评估湿化器工作是否正常，促进患儿体温恢复正常。③保持管路通畅，无折叠或脱落，以维持有效的呼吸支持。④保持鼻塞固定位置居中，固定稳妥，松紧适宜，可耐受情况下应定时松动鼻塞，避免过度压迫、长时间压迫造成鼻黏膜损伤。⑤保持气道通畅，根据气道分泌物评估的结果按需吸痰。

（2）复温护理：该患儿属于中度低体温，当前暖箱温度为32℃，提高至33℃，开启暖箱湿化并设置湿度为60%，每半小时上调暖箱控制温度0.5℃（复温速度为1℃/h），逐步调高箱温，同时每半小时测量和记录一次皮肤温度和耳温，必要时可同时监测腋温与肛温，辅助判断棕色脂肪的消耗情况及低体温的进展情况，直至体温恢复正常。实施鸟巢式护理，使患儿四肢内收以减少散热。患儿暖箱位置远离空调出风口处，以避风、隔冷，用厚布罩遮盖暖箱以维持暖箱内温度稳定。

2. 对因护理

（1）及时使用抗生素控制感染：在完成抢救、患儿生命体征初步稳定后，遵医嘱尽快配制和输注抗生素，并使用注射泵精确控制输液速度。关注炎症相关指标，了解抗感染效果。

（2）加强消毒隔离措施：将患儿转入隔离病室，严格落实隔离措施，规范穿脱隔离衣及戴手套，做好手卫生，避免交叉感染；按规范进行无菌操作，做好各输液通道的接口消毒。

3. 病情观察

（1）感染相关病情观察：持续监测生命体征。评估呼吸窘迫是否改善，如呼吸状态进一步恶化应及时考虑予气管插管和有创机械通气支持。观察有无感染时的其他临床症状，如有无腹胀、呕吐等消化系统并发症，或意识淡漠、激惹、惊厥、囟门膨隆等脑膜炎相关表现，警惕感染加重发生感染性休克。观察其他系统受累的表现，有无出血点及肺出血等表现，严格记录出入量。

（2）体温监测：持续监测皮肤温度，可将肤温传感器固定在腋下或上腹部（置于腹部时使用尿不湿遮盖传感器），在体温恢复正常之前，每半小时测量耳温。观察是否有硬肿症表现，如有则进一步评估硬肿的部位与面积，并做好交接班。评估复温效果，观察有无复温性酸中毒（表现为心率骤增 / 骤减、血压降低等）。

4. 营养支持　感染早期遵医嘱给予奶量减量，暂停经口喂养，予鼻饲，减轻肠道负担，预防肠道相关并发症。补充肠外营养，继续维持每日总热卡100～120kcal/kg，并补充足量的葡萄糖、氨基酸和微量元素等。

5. 基础护理　低体温时全身皮肤血液循环灌注较差，予皮肤保护性护理，尤其是皮肤受压的枕部、背部、骶尾及各处骨关节，予水胶体敷料或泡沫敷料等减压材料预防性保护。

【低体温评估的注意事项】

1. 日常持续监测皮肤温度的必要性　体温作为一项关键的生命体征，其重视程度相比心率、呼吸和血氧饱和度略有不足，低体温症状易被忽视。体温反映的是动脉循环和能量代谢功能是否正常，同时作为感染、休克等疾病的前驱症状，低体温可能是一种病情变化的信号，因为在感染、休克等循环血容量受影响时，最早出现变化的就是外周循环向中心循环的转移，直观的表现也是体温降低，尤其是皮肤温度的降低。如未及时识别和处理低体温，待更显著的症状出现时疾病可能已经进展到更危重的程度。因此，对 NICU 的新生儿，使用多功能暖箱进行保暖并持续监测皮肤温度变化是必要的，NICU 的护士应该对体温监测和体温稳定保持重视，发现低体温时及时复核核心温度，并进行全面的体格检查，确认问题。

2. ABCD 评估　低体温的患儿在 ABCD 的评估阶段，应该尤其重视“C”（循环）的评估，除外危及生命的心率、血压、血氧饱和度等直观数据，要更积极、细致地去评估循环相关的体征和伴随症状，例如肢端温度、皮肤颜色、大理石样花斑纹、毛细血管再充盈时间、心输出量、动脉搏动强度、每小时尿量、实际补液情况等。其次是对呼吸和意识状态的评估，因其可以反映循环障碍严重程度。

3. 排除引发低体温的环境温度因素　早产儿随着日龄增加，中性温度也在变化，环境温度低是引起低体温的常见原因。因此，进行低体温评估时，须有意识去评估暖箱温度设置是否合理，以快速判断是否因环境温度因素导致低体温发生，以便进一步分析低体温发生原因。

（张美玲　曹潇逸　李　霞）

第十四节　紫　癜

紫癜（purpura）原为中医病名，是指血液溢出在皮肤、黏膜之下，出现紫红色瘀点、瘀斑，压之不褪色的表现，出血直径小于2mm称为瘀点或出血点，直径3～10mm称为紫癜，直径大于10mm者称为瘀斑。紫癜是由凝血功能障碍、血管壁脆性或渗透性增高导致。新生儿凝血系统和血管发育不成熟，凝血因子水平低、活性低、血小板功能低下，相较于年长儿更容易出现紫癜。紫癜可能是与轻微创伤相关的一种无害表现，但也可能是致命性疾病的起病征象，临床应重视对紫癜的评估，并及时正确处理。

【临床情境】

患儿女，因“早产后39分钟”于10月24日9:48入院，入院时年龄39分钟，系G_2P_1，出生胎龄35^{+6}周，剖宫产分娩出生，出生体重2 900g，Apgar评分1，5，10分钟为10分、10分、10分，出生后无抢救史。

发现症状：10月24日9:48患儿入院，查体见全身多处瘀点、瘀斑。

临床思维过程：

1. 该患儿发生了什么状况？如何评估？
2. 发生该状况的原因是什么？
3. 是否需要处理？应该如何处理？

【启动症状评估】

（一）启动紫癜症状评估所需的理论知识基础

紫癜是各种原发性或继发性的血管壁功能失调、血小板数量或功能异常、凝血因子或酶异常等，导致血液溢出在皮肤、黏膜之下，出现紫红色瘀点、瘀斑且压之不褪色。新生儿紫癜常见病因如下：

1．产伤　新生儿经阴道分娩时，由于产道压力过大直接导致血管壁破裂，血液溢出形成紫癜。产伤所致紫癜多见于巨大儿、母亲身材矮小或产道小、产程延长、难产的新生儿等，除紫癜外还可伴头颅血肿、头皮水肿等其他产伤表现。产伤可能是导致皮肤紫癜的唯一因素，此时患儿凝血功能检查多正常，也有可能是与其他因素并存的综合因素之一。

2. 血小板数量减少或功能异常　血小板是维持出凝血平衡非常重要的物质，血小板生成不足或破坏过多、血小板分布异常、血小板功能失调等均可导致凝血功能障碍。新生儿出生时正常血小板计数大于 150×10^9/L，小于 100×10^9/L 称为血小板减少。由各种因素导致的血小板减少和/或破坏增加所致的新生儿紫癜统称为新生儿血小板减少性紫癜（neonatal thrombocytopenic purpura，NTP），占所有新生儿 0.5%～0.9%，是导致新生儿出血的主要原因之一，表现为广泛的皮肤瘀点和瘀斑，严重者可出现消化道出血和颅内出血等脏器出血。NTP 患儿凝血功能检查可见血小板计数减少、毛细血管脆性实验阳性、出血时间延长、血块收缩时间延长和不完全，但凝血时间（clotting time，CT）正常。导致 NTP 的常见病因如下：

（1）同族免疫性血小板减少性紫癜：指由于母亲和患儿的血小板抗原性不合，母体血液中的抗血小板抗体 IgG 经胎盘脐带进入胎儿体内，导致血小板加速破坏，胎儿出生后血小板减少，产生紫癜等出血表现。患儿在无感染或 DIC 的情况下生后数分钟至数小时内出现多发的瘀点、瘀斑，受压部位如骨隆突处、肩颈部等明显，严重者可同时出现呕血、便血、尿血、穿刺点渗血、脐带残端出血、较大的头颅血肿、颅内出血甚至脏器出血。实验室检查可发现患儿血小板计数减少但母亲血小板计数正常且无出血征象（是重要的临床特征），患儿出生时血小板多低于 30×10^9/L。本病亦有家族性特点，血小板抗体阳性的母亲分娩第二胎新生儿发病率较第一胎增加。

（2）先天被动免疫性血小板减少性紫癜：指母亲疾病所致的血小板抗体 IgG 经胎盘脐带进入胎儿体内，导致胎儿出生后血小板减少所致的紫癜，包括母亲特发性血小板减少性紫癜相关性新生儿血小板减少性紫癜和母亲系统性红斑狼疮相关性新生儿血小板减少性紫癜。实验室检查可发现患儿及母亲的血小板计数均下降。

1）母亲特发性血小板减少性紫癜相关性新生儿血小板减少性紫癜：见于母亲患有活动性特发性血小板减少性紫癜、HELLP 综合征（溶血、肝细胞酶升高和血小板减少综合征）等的患儿，其临床表现与同族免疫性血小板减少性紫癜类似，但由于进入胎儿循环的抗体较多，患儿血小板减少持续时间较长，可达 1 个月。

2）母亲系统性红斑狼疮相关性新生儿血小板减少性紫癜：见于系统性红斑狼疮母亲所生者，患儿出血表现较少，可伴有皮疹且持续时间长达数月，实验室检查除发现血小板计数减少外，还可见狼疮细胞。

（3）新生儿溶血病合并血小板减少性紫癜：是指严重的新生儿溶血病（如 Rh 血型不合溶血病）患儿血液中的血小板同族免疫性抗体破坏血小板，

导致血小板减少所致紫癜。除紫癜和出血外，患儿溶血表现尤其明显，如重度黄染、肝脾肿大以及贫血所致的心率、呼吸增快及血氧饱和度降低等，胆红素脑病患儿还伴有神经系统表现，如嗜睡或激惹、肌张力增高或减低、抽搐等。

（4）药物性血小板减少性紫癜：母亲妊娠后期服用的某些药物（如磺胺类、奎宁、奎尼丁、对氨基水杨酸和苯巴比妥）作为一种抗原使母亲产生了血小板特异性抗体 IgG，IgG 进入胎儿循环后附着于血小板表面，当母亲再次服用这些药物时，引起母亲和胎儿血小板表面抗体发生免疫反应，血小板破坏，临床表现为出生早期的紫癜，一般在数日内消失。此外，新生儿服用某些药物也会直接引起免疫反应致血小板减少性紫癜，如磺胺类、奎宁、奎尼丁、对氨基水杨酸、地高辛、吲哚美辛和利福平、噻嗪类利尿剂。考虑此类疾病所致紫癜的患儿一般本身或母亲有较明确的用药史，停药后出血症状逐渐减轻，血小板计数也逐渐恢复正常。

（5）感染性血小板减少性紫癜：指由于感染病毒、细菌、螺旋体、原虫等直接引起的血小板减少性紫癜，或由于感染严重并发 DIC 导致血小板大量消耗所致。宫内感染者常在出生后数小时出现广泛的皮肤瘀点、瘀斑，1 周左右逐渐消退。生后感染者多见于细菌感染，尤其是金黄色葡萄球菌和革兰氏阴性杆菌感染的脓毒症、化脓性脑膜炎、NEC、肺炎等患儿，除外皮肤紫癜表现，还可伴反应低下、皮肤大理石样花斑纹、发热或低体温、生命体征不稳定等感染症状，实验室检查可见血小板计数减低和感染指标异常，如白细胞计数升高或降低、CRP 和 PCT 增高等。

（6）先天性或遗传性血小板减少性紫癜：由于遗传或染色体突变引起巨核细胞增生异常导致的血小板生成障碍，多为罕见病，呈现家族遗传倾向，多在出生时或出生后不久出现出血症状，可能伴其他先天畸形、免疫缺陷等。

（7）其他 NTP：巨大血管瘤患儿由于血液在局部停留或并发 DIC，血小板消耗过多导致 NTP，查体可见血管瘤；先天性白血病患儿骨髓巨核细胞被抑制，血小板生成减少，表现出紫癜、贫血等症状；血栓性 NTP 可致血小板消耗过多，表现出紫癜、溶血性贫血和局灶性神经症状；低氧血症者骨髓巨核细胞系统受抑制使血小板生成不足，表现为紫癜、发绀和呼吸困难；硬肿症和红细胞增多症均可使血液黏滞度增加，血小板消耗致紫癜。硬肿症患儿常见于重度低体温者，皮肤尤其是下肢等脂肪堆积部位硬肿明显；红细胞增多症者皮肤呈绛红色，可伴呼吸困难和发绀等表现。

3. 维生素 K 缺乏性出血症　指由于维生素 K 缺乏，维生素 K 依赖凝血因子活性低下导致凝血功能障碍，出血增加。早产儿维生素 K 储备较少、肝酶合成维生素 K 的功能差、长时间肠外营养、使用抗生素、纯母乳喂养等均可导致维生素 K 缺乏。经典型维生素 K 缺乏性出血症出血一般见于生后 2～7 天，尤其是生后 2～3 天，为少量或者中量出血，可自行停止；早发型维生素 K 缺乏性出血症是指出血发生于出生 24 小时内和分娩时，与母亲服用某些药物（苯妥英钠、华法林等）有密切关系，通常较为罕见；迟发型多以突发颅内出血为主。患儿一般无严重的潜在疾病，血小板计数和纤维蛋白原水平正常，注射维生素 K_1 后数小时出血减轻，24 小时内出血完全停止。

4. 血友病　通常指因凝血因子Ⅷ（血友病 A）、因子Ⅸ（血友病 B）缺乏所导致的遗传性出血性疾病，有明确的家族史，大多数为男性，血友病 A 比血友病 B 更常见。表现为易发瘀斑、关节积血、侵入性操作后出血等。

5. DIC　是一种以全身血管内凝血系统和纤溶系统激活，凝血抑制物大量消耗，多器官衰竭为特征的获得性综合征，多继发于严重感染、窒息缺氧、硬肿症、溶血等，患儿大多病情危重。DIC 时大量微血栓形成，促凝因子大量消耗，出血表现为皮肤瘀斑、脐带残端和穿刺处出血不止及脏器出血。实验室检查可见血小板计数 $<100\times10^9$/L 并呈进行性下降，APTT 和 PT 延长，纤维蛋白原降低，D- 二聚体升高等异常。

6. 肝功能不全　肝脏是产生凝血因子的重要器官，肝功能不全时由于凝血因子不足导致皮肤瘀斑及其他出血表现，同时还可出现黄疸、血糖异常等。

（二）紫癜症状评估方法及过程

1. 运用病情评估框架（ABCD+OPQRST）进行身体外部表现评估　评估项目及结果见表 3-14-1。

表 3-14-1　紫癜症状身体外部评估过程及结果

评估项目	评估结果
airway　气道	看：平卧鼻吸气体位，口鼻部无明显分泌物，哭声响亮，无气道梗阻
breathing　呼吸	看：胸腹部有起伏 数：51 次 /min 听：双肺呼吸音正常
circulation　循环	看：皮肤红润，全身多处瘀斑 测：T 36.8℃，SpO_2 95%，HR 136 次 /min，血压 60/33mmHg，毛细血管再充盈时间 2s 触摸：四肢温暖，无硬肿
disability　意识	反应好，四肢肌张力正常
ABCD 评估结论：不需要抢救	
onset　部位 / 时间	全身散在；10 月 24 日 9：48

续表

评估项目	评估结果
palliation　缓解 / 加剧	不涉及
quality　症状性质	瘀点及瘀斑（直径>10mm），压之不褪色
related　伴随症状	囟门平软，无惊厥；全身无血肿或血管瘤；无呕血，吸痰无血性物，无脐带残端出血，无穿刺部位出血不止等其他出血表现
severity　严重程度	不涉及
time　持续时间	39min（出生即可见）
回答问题一：运用病情评估框架对患儿进行身体评估，结果显示，10 月 24 日 9：48 入院查体发现全身多处散在瘀点及瘀斑，患儿反应较好，生命体征正常，囟门平软，无惊厥；全身无血肿或血管瘤；四肢温暖无硬肿；无呕血，吸痰无血性物，无脐带残端出血、穿刺部位出血不止等其他出血表现	

2. 利用病史采集和辅助检查资料进行身体内部变化评估　基于紫癜发生理论原因，采集病史信息、实验室检查及影像学检查结果，评估紫癜发生前身体内部的变化。

（1）病历资料：①现病史。患儿女，年龄 39 分钟，系 G_2P_1，出生胎龄 35^{+6} 周，因“胎膜早破、胎盘粘连、帆状胎盘”剖宫产分娩出生，出生体重 2 900g，Apgar 评分 1，5，10 分钟为 10 分、10 分、10 分。②个人史。无窒息史、抢救史。③母亲情况。产前检测血小板计数正常，无特发性血小板减少性紫癜及系统性红斑狼疮病史；产前使用地塞米松促进胎肺成熟，未使用磺胺类、奎宁、奎尼丁、对氨基水杨酸和苯巴比妥等药物；产前产时无发热。④家族史。无血小板减少性紫癜、血友病相关家族史。

（2）实验室检查、超声和影像学检查：未检查。

（3）用药史：患儿刚出生，未使用任何药物（包括磺胺类、奎宁、奎尼丁、对氨基水杨酸、地高辛、吲哚美辛和利福平、噻嗪类利尿剂等）。

3. 紫癜的原因推断　基于紫癜发生理论原因，整合评估信息，初步推断本次紫癜发生的可能原因。推断过程及结果见表 3-14-2。

表 3-14-2　紫癜症状发生的原因推断

紫癜理论原因	该病例表现		结论
	符合理论原因的依据	不符合理论原因的依据	
产伤挤压	全身多处瘀斑	剖宫产分娩出生	排除
同族免疫性血小板减少性紫癜	全身多处瘀斑，母亲血小板计数正常	无	不排除

续表

紫癜理论原因	该病例表现		结论
	符合理论原因的依据	不符合理论原因的依据	
先天被动免疫性血小板减少性紫癜	全身多处瘀斑	母亲无特发性血小板减少性紫癜及系统性红斑狼疮	排除
新生儿溶血病合并血小板减少性紫癜	全身多处瘀斑	患儿一般情况较好，皮肤口唇红润无黄染，囟门平软，无惊厥等表现	排除
药物性血小板减少性紫癜	全身多处散在瘀斑	患儿及母亲未用特殊药物	排除
感染性血小板减少性紫癜	全身多处瘀斑；存在胎膜早破	患儿一般情况较好，呼吸、循环、意识等正常，母亲产前产时无发热	不排除
先天性或遗传性血小板减少性紫癜	全身多处瘀斑	无相关家族遗传史	排除
其他 NTP：巨大血管瘤、先天性白血病、红细胞增多症、硬肿症	全身多处瘀斑	查体未见血肿或血管瘤，四肢温暖无硬肿，皮肤颜色红润正常，一般情况较好	排除
维生素 K 缺乏性出血症	全身多处瘀斑；早产儿	无	考虑
血友病	全身多处瘀斑	无血友病家族史	排除
DIC	全身多处瘀斑	一般情况好，无窒息史、抢救史	排除
肝功能不全	全身多处瘀斑	无黄疸、血糖异常等表现	排除
该案例紫癜发生可能原因的初步推断： 同族免疫性血小板减少性紫癜、维生素 K 缺乏性出血症（早发型）导致患儿出现此次紫癜（瘀斑）症状的可能性较大，暂不能排除感染性血小板减少性紫癜原因，需要依据血小板检验结果进一步推断			

4．对紫癜发生可能原因的确证追踪

（1）同族免疫性血小板减少性紫癜、感染性血小板减少性紫癜原因追踪：10 月 24 日血常规检查示 PLT 298×10^9/L，CRP<0.8mg/L，PCT<0.05ng/ml，WBC 6×10^9/L，排除同族免疫性血小板减少性紫癜和感染性血小板减少性紫癜。

（2）维生素 K 缺乏性出血症原因追踪：10 月 24 日凝血功能检查示 APTT 74.4 秒（延长），凝血酶原时间（prothrombin time，PT）15.8 秒（延长）。

确证追踪结果：对病例的确证追踪佐证了本次紫癜症状的评估和原因推

断基本正确，排除了同族免疫性血小板减少性紫癜和感染性血小板减少性紫癜，维生素 K 缺乏性出血症（早发型）是此次紫癜的主要原因。（回答问题二）

【症状评估后的处理】

（一）正确护理紫癜的理论基础

紫癜为出血性疾病的表现，病情轻重与出血的量、出血部位密切相关。产伤导致的紫癜大部分为局限性，可自然消退。单纯的皮肤瘀点、瘀斑一般不需要急救处理，但若伴严重颅内出血、消化道出血、肺出血等则需急救，维持生命体征平稳。止血和针对病因阻止继续出血同样重要。

1. 止血　若有严重紫癜伴活动性出血表现，需要给予紧急的止血措施。

（1）补充凝血因子和血小板：暂无凝血因子和血小板的输注阈值标准，需结合有无临床出血表现判断。凝血因子主要来源于新鲜冰冻血浆（fresh frozen plasma，FFP）、冷沉淀或凝血因子血液制品。

1）FFP：仅有凝血检测指标的变化而无活动性出血，不是 FFP 的输注指征。FFP 推荐剂量为 15～20ml/kg。

2）血小板：血小板输注指征依赖于临床出血表现的判断而非血小板检测的绝对值。一般血小板计数<25×10^9/L，或血小板计数（25～49）$\times10^9$/L 伴有明显出血者或需要进行有创操作时可考虑补充血小板，剂量为 15～20ml/kg。为防止血小板凝集，取回血小板后以患儿可耐受的速度尽快输注，输注时间通常为 1 小时且最长不超过 2 小时。当有多种成分血需要输入时需优先输注血小板。

3）补充纤维蛋白原及凝血因子复合物。

（2）对症止血措施：伴肺出血和胃出血者可予血凝酶局部用药，胃出血者可予去甲肾上腺素灌注，以收缩血管，促进止血。

2. 对因治疗

（1）同族免疫性血小板减少性紫癜可自限好转，血小板在 25×10^9/L 以上而无严重出血不需要特殊治疗。

（2）阻断免疫性血小板减少：输注血小板、丙种球蛋白、大剂量激素等。

（3）止血药物：维生素 C 适用于毛细血管异常引起的皮下出血。

（4）补充维生素 K_1：维生素 K_1 依赖性出血者，补充维生素 K_1 数小时后出血好转，给药途径包括肌内注射、静脉滴注和口服。

3. 对症护理　呼吸支持、营养支持，伴血肿的患儿必要时予加压包扎。

4. 预防出血加重

（1）保持安静：凝血功能障碍和低血小板患儿需保持环境安静，集中进行护理操作；减少哭闹，及时安抚哭闹患儿，如使用安慰奶嘴、蔗糖水、音乐疗法等，避免剧烈哭闹引起或加重出血。

（2）动作轻柔：护理操作轻柔，避免撞击性损伤、摩擦伤等。

（3）凝血功能障碍患儿尽量避免肌内注射。

（4）凝血功能障碍患儿采血处、穿刺处压迫止血时间需充足，直至出血停止。

5. 病情观察

（1）动态评估紫癜情况：评估瘀斑、瘀点的大小、颜色、新增或消退情况，并详细记录和交接班。

（2）其他出血表现：若合并其他出血表现（肺出血、颅内出血、消化道出血、血尿、穿刺处出血不止、脐带残端出血不止等），需评估出血程度，评估有无贫血（皮肤苍白、呼吸和心率增快、血氧饱和度下降）、神志变化等。

（3）密切监测黄疸：大面积紫癜时，大量血液沉积在皮下，红细胞破坏，容易导致胆红素升高，黄疸出现早、程度重等。明显紫癜的患儿应更密切监测经皮胆红素水平，并加强黄疸症状评估，及时处理。

（二）该患儿的护理干预（回答问题三）

1. 对因护理

（1）输血护理：遵医嘱输入新鲜冰冻血浆43.5ml以补充凝血因子，严格执行输血“三查八对”，并观察有无输血反应，做好体温、心率、呼吸、血氧饱和度监测以及时发现异常。

（2）补充维生素K_1：肌内注射维生素K_1 1mg。

2. 对症护理

（1）预防和避免加重出血：避免造成身体损伤的一切因素，给患儿戴手套、脚套，防止抓伤皮肤；及时安抚，减少哭闹；保持病房安静，减少声、光刺激、集中操作。

（2）暂禁食，静脉输注营养液，维持血糖正常。

3. 病情观察

（1）紫癜评估：每班评估瘀斑、瘀点的大小、颜色、新增或消退情况，并详细记录和交接班。

（2）观察其他出血表现：观察有无胃内出血、脐带残端出血、穿刺处渗血等，发现异常及时处理。

4. 基础护理　保持床单元整洁，避免异物、硬物压迫皮肤引起皮下出血和紫癜。

【紫癜评估的注意事项】

1. 正确识别紫癜　由于新生儿皮肤和血管的特点，生后早期容易出现多样的皮肤问题，例如新生儿红斑、出血性皮疹、青记，临床识别可能混淆。新生儿红斑是大小不等，边缘不清的斑丘疹，多出现在头面部、躯干和四肢，可自行消退。出血性皮疹压之可褪色，而紫癜多压之不褪色。青记是新生儿背部、臀部的蓝绿色色斑，易与瘀斑混淆。

2. 其他出血的观察　评估紫癜最重要的是观察是否伴有隐匿的出血性并发症可能，无论何种原因引起的瘀斑，都可能伴发其他部位的出血。临床上易观察的出血表现包括紫癜、血肿、穿刺处出血不止、脐带残端出血、鼻黏膜出血、胃内出血等，也有不易识别的出血表现，例如肺出血可表现为呼吸困难，颅内出血可表现为惊厥、反应差、肌张力异常等神经系统症状。因此，对紫癜患儿须引起警惕并考虑出血的可能。

3. 重视实验室检查的追踪　紫癜的症状评估较为依赖实验室检查，包括凝血功能检查、血小板数量检测、血小板抗体检测等，评估完临床表现后可进一步搜集相应生化检查结果，以便分析推导症状原因，提出针对性护理措施。

4. 紫癜评估的临床思维　紫癜的评估归根结底是对出血的评估，评估出血原因是机械性因素、血小板因素还是凝血因子因素，评估是单一因素还是全身性综合因素，评估是先天性因素还是继发性因素。

（熊皓岚　郑　文　唐小丽）

第十五节　哭　闹

新生儿哭闹被认为是表达生理或心理需求的一种特殊语言方式，读懂哭声是了解新生儿的重要窗口，也能在一定程度上为临床诊疗提供思路。新生儿哭闹的主要原因是生理性因素，但当新生儿出现异常哭闹时，医务人员及照护者应高度重视，及时查体分析哭闹原因，辨别病理因素所致的哭闹，及时处理，避免延误病情。

【临床情境】

患儿女，因“发现皮肤黄染 2^+ 天”于 1 月 4 日 12: 30 急诊入院，入院时年龄 4 天，系 G_1P_1，出生胎龄 35^{+1} 周，自然分娩出生，出生体重 2 930g。Apgar 评分不详。入院诊断：新生儿高间接胆红素血症、早产儿。

发现症状：1 月 5 日 1: 45，蓝光治疗中突然剧烈哭闹，安抚患儿（拍背、皮肤接触）效果不佳，呈间断性哭闹。

临床思维过程：

1. 该患儿发生了什么状况？如何评估？
2. 发生该状况的原因是什么？
3. 应该如何处理？

【启动症状评估】

（一）启动哭闹症状评估所需的理论知识基础

哭闹是新生儿表达身心需求或不适的最常见方式，可分为生理性哭闹和病理性哭闹。因饥饿、口渴、睡眠不足、尿粪刺激、惊吓、体位不舒适、过冷或过热不适、包被过紧、蚊虫叮咬、希望拥抱等因素引起的哭闹，常为生理性的，满足其相应生理性需求后哭闹可快速停止。如出现持续、剧烈、异常音调、满足常见需求后仍难以安抚的哭闹等，常为病理性的，需引起高度重视。病理性哭闹的常见原因如下：

1. 消化系统疾病　便秘、肠绞痛、肠胀气、胃食管反流等是新生儿哭闹最常见的病理原因。

（1）便秘：大便排出不畅时患儿可有不适感受，出现哭闹，伴阵发性腹肌紧张、肛门紧缩等用力排便表现，排出大便后哭闹缓解。

（2）肠绞痛：肠壁平滑肌阵发性剧烈收缩导致，与牛奶蛋白过敏、饮食过量、摄入糖类过多、乳糖不耐受、肠积气、感染有关，主要表现为不规律的、阵发性反复哭闹，剧痛时手脚伸蹬、出汗、面色苍白、回避腹部触诊等，无腹肌紧张，持续数分钟或数十分钟，绞痛停止后哭闹缓解，腹软无压痛，无发热、呕吐、腹泻等。

（3）GER：是胃内容物反流入食管的一种临床症状。因疼痛导致的反复哭闹不安可以是胃食管反流新生儿的突出表现。因反流物刺激，患儿呈弓背体位，伴呕吐、喂养困难、睡眠不安等。反复反流和呕吐严重者常精神差，生长发育迟缓、营养不良等。

（4）肠套叠：部分肠管及其临近的肠系膜套入临近的扩大的肠腔内，引起梗阻症状，称为肠套叠。肠套叠患儿因阵发性剧烈腹痛哭闹，腹肌紧张，触诊可扪及腹部肿块，可伴呕吐、腹胀、血便等症状。患儿发生肠麻痹、坏死后，腹痛可无阵发性发作的特点。腹部B超、CT、X线检查、空气灌肠可明确诊断。

（5）嵌顿疝：新生儿腹股沟斜疝容易嵌顿导致患儿哭闹不安，腹股沟包块随哭闹增大，哭闹缓解后包块不能自行消失，腹部X线检查可见腹股沟包块内肠管气影。

2. 神经系统疾病　胆红素脑病、颅内出血、脑损伤、脑膜炎，因颅内压增高或脑膜刺激导致患儿剧烈哭闹，哭声高调，可伴激惹、肌张力增高、囟门张力增高等。胆红素脑病患儿皮肤明显黄疸，血清胆红素升高。颅内出血和脑损伤一般有前驱疾病或高危因素，例如早产、窒息复苏、缺氧和酸中毒、难产等。脑膜炎者伴感染表现。

3. 皮肤问题　各种类型的皮肤问题均可导致患儿因瘙痒和疼痛而哭闹，如皮炎、皮疹、湿疹、汗疱疹、尿布疹、先天性鱼鳞病、大疱性表皮松解症、烫伤样皮肤综合征等，查体可见皮肤有相应病症表现，如皮疹、红斑、脓疱、脱皮、皲裂、糜烂、溃烂、渗液等。

4. 其他疾病 / 病理原因

（1）鼻塞：上呼吸道感染等因素导致鼻塞时可出现哭闹不止，患儿可伴张口呼吸，吃奶闭口无法呼吸时哭闹更明显。

（2）中耳炎：新生儿因耳咽管短而粗呈水平位，且容易发生呼吸道感染，从而导致中耳炎。患儿通常临床表现不明显，仅出现因疼痛不适而反复哭闹，夜间为主。检查鼓膜可能伴感染表现。

（3）口腔疾病：患儿因鹅口疮、口腔炎、疱疹、咽峡炎、舌炎等原因导致的疼痛而哭闹，并伴拒乳，口腔查体可见相应黏膜改变。

（4）脐炎：因断脐时或生后脐带处理不当，细菌从脐带残端入侵导致的炎症。因局部炎症刺激患儿出现哭闹，查体可见脐部红、肿、脓液。

（5）泌尿系统感染：包括尿道炎、膀胱炎、肾盂肾炎等，以男性为主，临床症状不典型，主要表现为哭闹、体重不增、发热、黄疸等，经过尿常规和尿培养检测明确。

（6）睾丸扭转：睾丸扭转早期无阴囊红肿，病程后期可见阴囊红肿和触痛，托起阴囊时疼痛加重，提睾反射减弱或消失，睾丸和附睾肿大，从而引起患儿哭闹。

（7）关节脱位或骨折：多见于新生儿产伤，锁骨骨折最常见，其次为肱骨、股骨、颅骨。主要见于巨大儿经阴道娩出者，往往伴有肩难产，也可见于早产儿代谢性骨病。体格检查可见患侧肢体运动减少并有骨折区肿胀、包块、骨轮廓不清、触痛及骨擦感等，引发患儿哭闹，通过X线诊断。

（8）外科伤口疼痛：外科手术的伤口疼痛可引起患儿哭闹。

5. 操作相关性疼痛

（1）侵入性操作：气管插管、静脉穿刺、测血糖、吸痰等致痛性操作引起哭闹。

（2）压力性损伤：鼻塞佩戴不正确导致鼻压力性损伤、皮肤压伤（背部、枕部等受压部位）等引起哭闹。

（3）输液刺激：静脉输注药物刺激、静脉炎、输液部位肿胀等原因导致疼痛引起哭闹。

（二）哭闹症状评估方法及过程

1. 运用病情评估框架（ABCD+OPQRST）进行身体外部表现评估　评估项目及结果见表 3-15-1。

表 3-15-1　哭闹症状身体外部评估过程及结果

评估项目	评估结果
airway　气道	看：鼻吸气体位，哭声大，气道无梗阻
breathing　呼吸	看：胸廓、腹部有起伏 数：因剧烈哭闹不能准确计数
circulation　循环	看：面色及口唇红润 测：心率 165～177 次 /min，SpO_2 94%～95% 触摸：全身皮肤温暖
disability　意识	轻微激惹，四肢肌张力稍增高，囟门平软
ABCD 评估结论：不需要抢救	
onset　部位 / 时间	1 月 5 日 1：45（生后第 5 日，入院后 25h），喂奶后 1h
palliation　缓解 / 加剧	拍背、皮肤接触等安抚动作不能使哭闹缓解，抗拒奶嘴
quality　症状性质	间断性哭闹，音量高
related　伴随症状	无头颅血肿、头皮水肿；无张口呼吸，口腔无异常；未见溢乳与呕吐；鼻腔无分泌物，无鼻翼扇动和鼻塞表现（哭闹停歇时评估）；耳道检查无异常；全身皮肤及巩膜中度黄染，无皮肤异常（皮疹、出血点、皮肤破损、红斑、破溃、红肿等），脐部无红肿；无腹部膨隆和腹内包块，但腹肌稍紧张，回避腹部触诊；肢体无明显肿胀、触痛、活动受限，触诊无骨折和关节脱位；腹股沟、尿道口和会阴无发红等颜色异常，无肿物
severity　严重程度	重度（哭闹剧烈）
time　持续时间	>3min（未停止）
其他：患儿睡于蓝光治疗箱，箱温 32℃，床单元检查无异物和硬物，尿不湿干燥无污物，测量体温正常。症状发生前安静休息，无护理操作，患儿无输液和无创辅助通气治疗，全身仅粘贴血氧饱和度探头且松紧适宜 回答问题一：运用病情评估框架对患儿进行全面评估，结果显示，1 月 5 日 1：45 发现患儿饮奶后 1 小时突发剧烈哭闹不止，拍背和皮肤接触等安抚效果不佳，抗拒奶嘴。患儿轻微激惹，四肢肌张力稍增高。腹肌稍紧张，回避腹部触诊。全身皮肤及巩膜中度黄染	

2. 利用病史采集和辅助检查资料进行身体内部变化评估　基于哭闹发生理论原因，采集病史信息、实验室检查及影像学检查结果，评估哭闹发生前身体内部的变化。

(1) 病历资料：①个人史。胎龄 35^{+1} 周，日龄 4 天，Apgar 评分不详。②护理记录。发生哭闹前的体温、心率、呼吸、SpO_2、血压、血糖等均正常。③喂养和大小便。发生哭闹前已解大便 4 次。住院前纯母乳按需喂养，喂养量充足；住院后予早产儿配方奶 35ml/ 次，q3h 喂养。④医嘱单。持续蓝光治疗。未服用及输入特殊药物。

(2) 超声检查：暂未做。

(3) 影像学检查：暂未做。

(4) 实验室检查：入科前（1 月 4 日 11：40）血清总胆红素 372.7μmol/L，间接胆红素 351.2μmol/L。哭闹发生前最近一次（1 月 4 日 23：40）血清总胆红素 170.7μmol/L，间接胆红素 159.3μmol/L。入科后（1 月 4 日）查血示 WBC 9×10^9/L，CRP 0.3mg/L，PCT 0.05ng/ml。尿常规（1 月 4 日）未见异常。

(5) 其他信息：患儿住院前睡眠规律良好，无夜间啼哭。

3. 哭闹的原因推断　基于哭闹发生理论原因，整合评估信息，初步推断哭闹发生的可能原因。推断过程及结果见表 3-15-2。

表 3-15-2　哭闹症状发生原因的初步推断

哭闹理论原因	该病例表现		结论
	符合理论原因的依据	不符合理论原因的依据	
生理性哭闹：饥饿、口渴、睡眠不足、惊吓、体位不当、尿粪刺激、冷热不当、包被过紧等	哭闹	予拍背、皮肤接触、非营养性吸吮等安抚效果均不佳，尿布无污物，蓝光箱温度适宜	排除
心理性哭闹：环境改变或昼夜更替，需要陪伴、安抚	哭闹	予拍背、皮肤接触、非营养性吸吮等安抚效果均不佳	排除
便秘	哭闹	住院前和住院期间大便排解通畅	排除
肠绞痛	哭闹，夜间突然发生，哭声大，间断停歇；腹肌稍紧张，回避腹部触诊；近期更换乳制品（母乳更换为早产儿配方奶）	无	考虑

续表

哭闹理论原因	该病例表现		结论
	符合理论原因的依据	不符合理论原因的依据	
GER	哭闹，夜间突然发生，哭声大，间断停歇	未见溢乳与呕吐	不排除
肠套叠	哭闹，夜间突然发生，哭声大，间断停歇；腹肌稍紧张，回避腹部触诊	腹部无包块，患儿一般情况良好	排除
嵌顿疝	哭闹，夜间突然发生，哭声大，间断停歇；腹肌稍紧张，回避腹部触诊	腹股沟无肿物	排除
神经系统疾病：胆红素脑病、颅内出血、脑损伤、脑膜炎等	哭闹，轻微激惹，全身皮肤及巩膜重度黄染，最高血总胆红素 372.7μmol/L，间接胆红素 351.2μmol/L	蓝光治疗后哭闹发生前最近一次复查血清总胆红素 170.7μmol/L，间接胆红素 159.3μmol/L，较前明显降低，蓝光治疗有效；症状发生前患儿生命体征稳定，没有发生颅内出血、脑损伤、脑膜炎的高危因素	排除
皮肤问题	哭闹	查体全身皮肤无异常	排除
鼻塞	哭闹	鼻腔无分泌物，无鼻翼扇动和鼻阻表现	排除
中耳炎	哭闹	耳道检查无异常	排除
口腔疾病	哭闹	口腔无异常	排除
脐炎	哭闹	脐部无红肿、无异常分泌物	排除
泌尿系统感染	哭闹	无发热、食欲缺乏，尿常规（1月4日）未见异常	排除
睾丸扭转	哭闹	患儿为女性	排除
关节脱位或骨折	哭闹	肢体无明显肿胀和触痛，触诊无骨折和关节脱位，无活动受限	排除
外科伤口疼痛	哭闹	患儿无外科手术史，无外科伤口	排除
侵入性操作	哭闹	症状发生前无护理操作，无呼吸机辅助通气	排除

续表

哭闹理论原因	该病例表现		结论
	符合理论原因的依据	不符合理论原因的依据	
压力性损伤	哭闹	皮肤无损伤	排除
输液刺激	哭闹	症状发生前无静脉输液	排除
该案例哭闹发生可能原因的初步推断： 排除患儿生理性哭闹、心理性哭闹，考虑肠绞痛引起的病理性哭闹可能性较大，不排除胃食管反流			

4. 对哭闹发生可能原因的确证追踪

（1）肠绞痛原因追踪：症状出现当日（1 月 5 日）5：45 更换尿不湿时发现患儿解暗红色血便 1 次。1 月 5 日完善腹部 X 线检查提示肠管轻微扩张，无肠壁间积气和门静脉积气，血常规、PCT 和 CRP 大致正常，进一步排除肠套叠、坏死性小肠结肠炎可能。考虑到患儿近期更换乳制品（从母乳更换为配方奶），怀疑该患儿哭闹的最可能原因是牛奶蛋白过敏导致肠绞痛。1 月 6 日，家属运送母乳到病房后改为母乳喂养，此后未再出现血便及不可安抚的哭闹。因牛奶蛋白过敏导致的肠绞痛引起此次哭闹的可能性大。

（2）胃食管反流原因追踪：患儿在此次住院期间未再次出现不可安抚的哭闹，未见明显的呕吐、呛咳，必要时可做消化道造影确定。

确证追踪结果：对病例的确证追踪佐证了本次哭闹症状的评估和原因推断基本正确，牛奶蛋白过敏引起的肠绞痛是此次哭闹发生的最可能原因。（回答问题二）

【症状评估后的处理】

（一）给予哭闹正确护理干预的理论基础

哭闹是新生儿表达需求或不适的信号。因此，对哭闹的干预措施即为满足其需求或解除不适原因。

1. 生理性哭闹和心理性哭闹　针对常见生理性哭闹原因，满足生理需求，如喂食，更换尿不湿，松解包被散热，睡前哭闹者予拥抱或用毛巾将其包裹增加边界感和安全感。有情感需求者予轻轻触摸患儿，在背部有节奏地轻轻拍打、轻声安抚或拥抱在怀中等。

2. 对因治疗和护理

（1）缓解鼻塞：每次喂奶前用生理盐水滴鼻并清理鼻腔分泌物，保持呼吸道畅通，无效时可遵医嘱采用 0.5% 麻黄碱滴鼻治疗。

（2）治疗各系统疾病

1）消化系统疾病：符合外科手术指征者及时行外科手术。乳糖不耐受症者可予去乳糖奶粉；保持大便通畅，必要时采取灌肠、腹部环形按摩等辅助排便、排气；严重消化系统疾病哭闹时不推荐腹部按摩。

2）神经系统疾病：治疗原发病，如规范的抗感染治疗，减轻脑组织肿胀，降低颅内压，必要时抽取或引流脑脊液。胆红素脑病者积极采取换血、加强光疗、输入白蛋白等措施降低血清胆红素。

（3）治疗皮肤问题：总体原则是保持全身皮肤清洁、干燥，避免皮肤刺激，可用护臀产品如氧化锌、鞣酸软膏、紫草油等保护臀部。尿布过敏的患儿可用纯棉纱布。及时处理尿布皮炎、湿疹、脐炎、鹅口疮等皮肤问题。

3．难以避免的操作性疼痛预防和护理　超过 80% 的 NICU 操作均会引起患儿疼痛，不仅引起持续哭闹，也可能导致生理参数异常（心率增快、呼吸增快，血压升高）、耗氧和耗能增加，对患儿近期疾病康复和远期都有重要的影响。但通过合理的预防和干预可以降低疼痛感，减少不适，缓解哭闹。轻度疼痛以非药物方式镇痛为主；中度疼痛以对乙酰氨基酚为主，结合非药物干预措施和局部麻醉药物使用；重度疼痛以阿片类药物为主，可结合中度疼痛干预措施，具体参考《中国新生儿疼痛管理循证指南（2023 年）》实施疼痛的预防和管理。

（1）非药物镇痛措施：包括袋鼠式护理、皮肤接触式护理、抚触、口服蔗糖水、音乐疗法等，对轻度、中度、重度疼痛干预均适用。

（2）药物镇痛：主要适用于中到重度疼痛，例如各种体腔穿刺、胸腔引流、导尿、中心静脉置管、ROP 筛查等，操作前可给予利多卡因局部麻醉、芬太尼镇痛，持续性疼痛可予芬太尼和 / 或咪达唑仑持续静脉泵入以镇静镇痛，减少烦躁和哭闹。

4．一般护理

（1）保持环境安静，避免突然的惊吓和刺激；减少声音和光线刺激，增加患儿舒适感。

（2）预防医源性因素引起的疼痛，如硬物压伤、医疗器械相关压力性损伤、医用粘胶相关性皮肤损伤、输液渗漏等。

（二）该案例患儿的护理干预（回答问题三）

1．对症护理　遵医嘱禁食，建立静脉通路补液，保证液体量的充足。用襁褓包裹患儿，松紧适宜，有节奏地轻拍患儿背部，轻声安抚。采用非营养性吸吮、音乐疗法安抚患儿，半小时后患儿哭闹缓解。

2．对因护理　加强对家属的健康教育，指导患儿母亲合理饮食，指导正确采集和运输母乳，肠道过敏症状缓解后恢复母乳喂养。

3．基础护理

（1）控制环境音量，避免大声说话，保持安静。

（2）护理操作尽量集中进行，动作轻柔，尽量减少操作性疼痛。

（3）预防医源性因素导致的疼痛：①每次操作后检查环境中有无遗留硬物，保持床单元整洁。②正确使用医疗器械，如肤温传感器、血氧饱和度探头，常规使用保护性敷料等预防医疗器械相关性压力性损伤。③使用医用粘胶时注意避免拉扯皮肤增加皮肤张力，去除粘胶时使用粘胶祛除剂预防医用粘胶相关性皮肤损伤。④加强巡视，及时发现静脉炎、输液部位肿胀、输液渗漏等输液并发症并处理。

【哭闹评估的注意事项】

1. 哭闹评估时需注意首先排除生理性哭闹　新生儿的哭闹模式有个体差异，持续性哭闹并不一定为病理性因素导致。虽然绝大部分新生儿哭闹为生理性因素导致，但每一次哭闹发生时均应在排除生理性原因后进行全身体格检查，查找引起哭闹的疼痛、不适等潜在病理性因素，避免因未及时发现病情变化而导致病情延误。

2. 动态连续评估新生儿哭闹　新生儿哭闹是否异常可能存在主观判断差异，因此，对哭闹的评估应是动态连续的，并与体格检查相结合，及早识别出病理性原因。

3. 新生儿哭闹原因众多　新生儿哭闹的原因众多，每一个新生儿表达需求的特点都不同，本节仅做概述，不能覆盖所有新生儿哭闹的病因，正确识别有赖于实践者勤于思考，善于查体、归纳特点和分析。

（张　静　蒲玲菲　郭雪梅）

第十六节　黄　疸

黄疸是皮肤、黏膜发黄的表现，反映血液中胆红素升高，新生儿血清总胆红素（serum total bilirubin，STB）>85μmol/L（5mg/dl）即可肉眼察觉到皮肤黄染。黄疸是新生儿期常见的症状之一，约60%的足月儿和80%的早产儿均可出现，可因生理性或病理性因素导致。导致胆红素代谢障碍而引起皮肤黄染的原因很多，机制复杂，皮肤黄染程度加重常预示着疾病进展，新生儿科医护人员应高度重视，做好评估和鉴别，及时处理，避免病情延误。

【临床情境】

患儿女，因“皮肤黄染1天12小时”于10月10日14：35入院，入院时年龄2天4小时，系G_1P_1，出生胎龄38^{+1}周，剖宫产分娩出生，出生体重2 860g，

Apgar 评分 1，5，10 分钟均为 10 分，无抢救史。

发现症状：入院查体见患儿全身皮肤及巩膜黄染，测经皮胆红素 21.7mg/dl。

临床思维过程：

1. 该患儿发生了什么状况？如何评估？
2. 发生该状况的原因是什么？
3. 应该如何处理？

【启动症状评估】

（一）启动黄疸症状评估所需的理论知识基础

1. 黄疸的识别　新生儿皮肤黄染从头面部开始出现直至全身，在光线明亮的环境下观察皮肤颜色可第一时间识别黄疸症状。用手指按压新生儿皮肤变白，可进一步辨别皮肤和皮下组织黄染。皮肤黄染呈柠檬色、橘黄色或金黄色，色泽鲜艳，多提示未结合胆红素过高；呈黄绿色、青铜色，尿液颜色变黄，一般提示结合胆红素过高。

2. 黄疸的程度判断

（1）肉眼目测：肉眼评估是黄疸评估的重要、便捷的方法，尤其在医疗条件不足时，是血清胆红素和经皮胆红素监测的有效补充。轻度黄染是指黄染仅限于颜面部，中度黄染是指除颜面和颈部外，躯干部位也可见黄染，重度黄染是指全身皮肤黄染，包括手足心。当黄染仅限于脸部时，STB 约为 5～6mg/dl；当胸部和上腹部可见黄染时，STB 约为 8～10mg/dl；当下腹部和大腿可见黄染时，STB 约为 12～14mg/dl；当黄染区域包括手臂和小腿时，STB 约为 15～18mg/dl；当全身黄染，包括手心和脚心时，STB 一般超过 18mg/dl。除了关注黄染的区域，还要注意黄染的颜色深度。尽管肉眼评估可能不准确，但是在血清检测结果出来之前可以有效帮助黄疸的评估，结合经皮胆红素测量结果，黄疸的评估更准确和全面。

（2）新生儿高胆红素血症分度：对于胎龄≥35 周新生儿，根据 STB 检测结果，其高胆红素血症的严重程度可分为重度、极重度和危险性高胆红素血症，见表 3-16-1。

表 3-16-1　胎龄≥35 周新生儿的高胆红素血症分度

高胆红素血症程度分度	STB 峰值
重度	≥20mg/dl（342μmol/L）
极重度	≥25mg/dl（427μmol/L）
危险性	≥30mg/dl（510μmol/L）

3. 黄疸的原因　因新生儿早期胆红素代谢特点，血清未结合胆红素增高到一定程度导致皮肤黄染，后可逐步降至正常，不影响新生儿活动和生长发育，属正常生理现象。但当胆红素升高超过一定水平，或持续不退或升高的性质改变，则需要进行干预。导致胆红素异常升高的常见原因包括：

（1）溶血

1）同族免疫性溶血：即新生儿血型不合溶血病，包括 ABO 血型不合、Rh 血型不合或其他血型不合，是最常见的溶血性黄疸的原因。因胎儿红细胞抗原进入母体内，母体产生的 IgG 抗体通过胎盘进入胎儿体内，产生溶血反应。ABO 血型不合见于母亲血型 O 型，患儿血型为 A 或 B 型；Rh 血型不合见于母亲血型 Rh 阴性而胎儿血型 Rh 阳性，多发生于第二胎及以后，或母亲经过 Rh 阳性血输血治疗激活体液免疫系统产生 Rh 抗体之后。此类黄疸症状多在出生后 24 小时内发生，进展快，程度重，Rh 血型不合尤甚。由于严重溶血，除黄疸外还可出现皮肤苍白、呼吸困难等贫血表现，严重的 Rh 血型不合甚至出现胎儿水肿、胸腔和腹腔积液、肝脾肿大等，容易进展为胆红素脑病。实验室检查可出现库姆斯试验（Coombs test）和 / 或抗体释放试验阳性，红细胞和血红蛋白含量降低，网织红细胞增多。

2）G6PD 缺乏症：是一种 X 连锁伴不完全显性遗传病，常见于男性。患儿 G6PD 活性降低或性质改变，红细胞易被氧化溶血，诱因包括接触蚕豆及蚕豆制品，使用樟脑、水杨酸盐、维生素 K_3 及磺胺类药物，感染，窒息，酸中毒等多种因素。患儿常有家族遗传史及相关诱因，典型临床表现即为黄疸，严重者出现急性溶血病的表现，如贫血、面色苍白、反应低下、茶色尿等。G6PD 缺乏症发病时间无规律，严重高胆红素血症或不典型高胆红素血症，配方奶喂养新生儿 STB 升高或者黄疸消退延迟都要考虑 G6PD 缺乏症可能。患儿 G6PD 活性定量测定低于正常值，但在急性溶血期可能存在假阴性。其他红细胞酶缺陷还包括丙酮酸激酶、己糖激酶等，同样可致溶血，但相对少见。

3）红细胞增多症：常见于母 - 胎输血或胎 - 胎输血的受血儿、慢性宫内窘迫、糖尿病母亲的新生儿等。患儿在宫内红细胞增多，出生时静脉血 Hb≥220g/L，HCT≥65%，肤色绛红，出生后随着供氧增加，红细胞破坏也增多，可迅速出现黄疸症状。

4）血管外溶血：如巨大头颅血肿、皮下血肿、颅内出血、肺出血等情况，大量红细胞溢出血管外，所产生的胆红素可导致胆红素异常升高，出现黄染症状或黄染延迟消退。通过查体和出血表现可发现。

5）红细胞形态异常：如遗传性球形红细胞增多症、遗传性椭圆形红细胞增多症等，因红细胞膜结构异常，使红细胞容易被破坏。患儿可无症状，也可出现慢性溶血性贫血、黄疸、脾大。此类疾病不多见，一般排除其他常见原因后考虑，通过细胞涂片确诊。

6）药物不良反应：药物可通过多种机制引起溶血使胆红素升高，包括药物导致肝细胞功能障碍使胆红素代谢障碍而升高。可引起黄疸的药物包括磺胺、水杨酸盐、维生素 K_3、樟脑、水合氯醛、头孢类抗生素、脂肪乳、噻唑类利尿剂、红霉素、利福平、异烟肼、对氨基水杨酸等。当排除其他常见病因后，有特殊药物使用史的患儿应考虑药物不良反应。

（2）感染：感染可抑制肝酶活力，使肝细胞结合胆红素能力下降，而致高未结合胆红素血症，抑或诱发溶血产生黄疸。患儿可伴其他感染表现，如反应差、体温异常、腹胀、气促等，但黄疸也可能是唯一表现，需通过感染指标及病原学筛查以排除。

（3）肝脏和胆道疾病

1）新生儿肝炎：多数为病毒感染所致，导致肝细胞对胆红素排泄功能障碍。

2）胆汁淤积：新生儿可因胆管缺如、胆管闭锁、感染、药物或全肠外营养导致胆汁淤积。患儿皮肤呈黄绿色或青铜色，大便颜色变浅，胆道完全梗阻时大便呈陶土色，尿液颜色加深，尿常规胆红素可呈阳性。血结合胆红素升高是胆汁淤积症的特征，血结合胆红素>17.1μmol/L（1mg/dl）或直接胆红素>17.1μmol/L（1mg/dl）且直接胆红素在STB的占比>20%。

（4）肠肝循环增加：胎粪排出延迟、饥饿、喂养延迟等因素可增加胆红素经肠壁重吸收。常见于消化道畸形（如先天性肠道闭锁、肠道狭窄、幽门肥厚、巨结肠等）、胎粪性肠梗阻、中毒性肠麻痹、NEC等疾病及胎粪排出不畅时，除外黄疸，多伴有明显腹胀、呕吐等消化道症状，大便次数少或量少。

（5）母乳喂养性黄疸：指因母乳摄入不足、肠蠕动少、胎便延迟排尽，胆红素的肠肝循环增加导致黄疸，一般在生后3～4天发生，常伴体重过度下降。每日母乳喂养低于8次与STB升高密切相关。

（6）母乳性黄疸：多见于母乳喂养充足且体重增长良好的新生儿，黄疸多在出生1周后发生，2周左右达峰，最长可持续3个月，继续母乳喂养黄疸可持续3～12周，停止母乳喂养24～72小时后，STB可明显下降。母乳性黄疸以未结合胆红素升高为主，不会出现结合胆红素水平升高，新生儿生长发育良好。

（7）其他阻碍胆红素代谢因素：①低体温、窒息、缺氧、低血糖等，通过影响肝酶活性致使肝细胞处理胆红素能力下降或通过抑制白蛋白联结未结合胆红素等，导致胆红素蓄积。②微量元素缺乏（如低镁、低锌、维生素 E 缺乏）通过影响胆红素代谢相关的酶及红细胞膜功能，使胆红素生成增多。③低蛋白血症时，与胆红素转运有关的白蛋白不足，使胆红素代谢障碍。除黄疸表现外，还有低蛋白性水肿，多发生在下肢、会阴、阴囊等部位，亦可呈全身性。④罕见遗传代谢性疾病也可表现为黄疸症状。

（二）黄疸症状评估方法及过程

1. 运用病情评估框架（ABCD+OPQRST）进行身体外部表现评估　评估项目及结果见表 3-16-2。

表 3-16-2　黄疸症状身体外部评估过程及结果

评估项目	评估结果
airway　气道	看：平卧鼻吸气体位，口鼻无分泌物，无气道梗阻
breathing　呼吸	看：腹式呼吸，胸廓起伏对称，节律不规则 数：55 次 /min 听：双肺呼吸音对称
circulation　循环	看：口唇欠红润，无发绀、花斑 测：血压 76/40mmHg，心率 154 次 /min，心音有力，SpO_2 97% 触摸：四肢温暖，毛细血管充盈时间 2s
disability　意识	反应差，疼痛刺激后哭仅 1~2 声，觅食反射、拥抱减弱，肌张力减低
ABCD 评估结论：不需要抢救	
onset　部位 / 时间	全身皮肤及巩膜，生后 16h（10 月 9 日 2：35 发生黄疸）
palliation　缓解 / 加剧	加剧（生后 16h 发生黄疸，生后 1d 时仅出现颜面部黄染，现全身含手脚心均黄染）
quality　症状性质	苍黄色
related　伴随症状	反应差、肌张力减低、觅食反射和拥抱反射减弱、口唇欠红润、全身散在少许出血点、肝脾肿大（肝肋下 3cm，脾肋下 1.5cm）；不伴有低体温（T 36.7℃）、抽搐、激惹、血肿、水肿、发绀、皮肤花斑、腹胀呕吐、大小便颜色异常
severity　严重程度	重度
time　持续时间	1d12h
其他补充：测微量末梢血糖 4.4mmol/L 回答问题一：运用病情评估框架对患儿进行全面评估，结果显示，10 月 9 日 2：35（生后 16h）发生黄疸，生后 2d 时皮肤重度黄染，为苍黄色，伴反应差、肌张力减低、觅食反射和拥抱反射减弱，口唇欠红润、全身散在少许出血点、肝脾肿大（肝肋下 3cm，脾肋下 1.5cm）；无低体温、抽搐、激惹、血肿、水肿、发绀、皮肤花斑、腹胀呕吐、大小便颜色异常。症状已持续 1d，逐渐加重。此次黄疸出现时间早，程度重，进展快	

2. 利用病史采集和辅助检查资料进行身体内部变化评估　基于黄疸发生理论原因，采集病史信息、实验室检查及影像学检查结果，评估黄疸发生前身体内部的变化。

（1）病历资料：①现病史。胎龄 38^{+1} 周，出生体重 2 860g，日龄 2 天 4 小时。②个人史。出生时 Apgar 评分 1，5，10 分钟为 10 分、10 分、10 分，无宫内窘迫及生后抢救史，生后皮肤颜色红润无异常，生后 16 小时出现皮肤黄疸。人工喂养每次 20ml，每 3 小时一次，胎便已解，为墨绿色，入院前一日至入院时共解 4 次大便。否认服用药物，否认接触特殊液体、蚕豆、樟脑、重金属等。③母亲情况及家族史。母亲剖宫产，有胎膜早破 24 小时。母亲血型 O 型，Rh（D）阳性。家族四川籍，否认“蚕豆病”史、否认家族史及遗传病史。

（2）超声和影像学检查：暂未做。

（3）实验室检查结果：入院前 2 小时患儿 STB 368.2μmol/L，间接胆红素 359.7μmol/L，直接胆红素 1.8μmol/L，Hb 105g/L，HCT 43%，CRP 4.9mg/L，ABO 血型 A 型 Rh（D）阳性。直接库姆斯试验和抗体释放试验结果未出，G6PD 活性定量检测试验未做。

3. 黄疸的原因推断　基于黄疸发生理论原因，整合评估信息，初步推断黄疸发生的可能原因。推断过程及结果见表 3-16-3。

表 3-16-3　黄染症状发生原因的初步推断

黄疸理论原因	该病例表现		结论
	符合理论原因的依据	不符合理论原因的依据	
生理性黄疸	皮肤黄染	生后 16h 出现黄疸，进展快，黄疸程度为重度	排除
病理性黄疸			
同族免疫性溶血：ABO 血型不合、Rh 血型不合或其他血型不合	①黄疸出现时间早，进展快；②母亲血型 O 型 Rh（D）阳性，患儿血型 A 型 Rh（D）阳性；③入院前 2h Hb 105g/L	无	考虑
G6PD 缺乏症	黄疸出现时间早，进展快，四川籍	患儿为女性，否认服用特殊药物、接触蚕豆、特殊液体、樟脑等	不排除
红细胞增多症	黄疸	入院前 2h Hb 105g/L，HCT 43%，无肤色绛红	排除
血管外溶血：如巨大头颅血肿、皮下血肿、颅内出血、肺出血	黄疸	查体无血肿，无颅内出血史、呼吸正常	排除

续表

<table>
<tr><th rowspan="2">黄疸理论原因</th><th colspan="2">该病例表现</th><th rowspan="2">结论</th></tr>
<tr><th>符合理论原因的依据</th><th>不符合理论原因的依据</th></tr>
<tr><td>感染（含新生儿肝炎）</td><td>①黄疸，反应差、肌张力减低、觅食反射和拥抱反射减弱、口唇欠红润、全身散在少许出血点、肝脾肿大；②母亲有胎膜早破 24h</td><td>入院前 2h CRP 4.9mg/L</td><td>不排除</td></tr>
<tr><td>胆汁淤积</td><td>黄疸</td><td>入院前 2h STB 368.2μmol/L，间接胆红素 359.7μmol/L（升高），直接胆红素 1.8μmol/L，占 STB<20%</td><td>排除</td></tr>
<tr><td>肠肝循环增加</td><td>黄疸</td><td>入院前一日至入院时共解 4 次大便，大便排泄正常，无腹胀、呕吐等消化道伴随症状</td><td>排除</td></tr>
<tr><td>其他因素：低体温、窒息、缺氧、低血糖、低蛋白血症</td><td>黄疸</td><td>无低体温、无窒息、缺氧史，血糖正常，全身无水肿</td><td>排除</td></tr>
<tr><td>母乳喂养性黄疸、母乳性黄疸</td><td>黄疸</td><td>未母乳喂养，大便排泄正常；黄疸起病时间早</td><td>排除</td></tr>
<tr><td colspan="4">该案例黄染发生可能原因的初步推断：
ABO 血型不合溶血病、感染均有可能导致此次黄疸，G6PD 缺乏症尚不能排除。微量元素缺乏、药物不良反应、红细胞形态异常、遗传代谢性疾病等少见病暂不考虑</td></tr>
</table>

4. 对黄疸发生可能原因的确证追踪

（1）ABO 血型不合溶血病原因追踪：入院后的血型抗体检测结果显示直接抗人球蛋白试验 -IgG+C3D（++++），间接抗人球蛋白试验 -IgG+C3D（+），结合入院前 Hb 105g/L，及母亲血型 O 型 Rh（D）阳性，患儿血型 A 型 Rh（D）阳性，证实有 ABO 血型不合所致溶血。

（2）感染原因追踪：入院后即刻完善感染相关检查，结果显示 CRP 升高至 15.5mg/L，PCT 9.8ng/dl，次日复查 CRP 23.5mg/L，证实有感染。

（3）G6PD 酶缺乏病原因追踪：入院后即刻完善的红细胞 G6PD 活性定量检测结果为 12.1U/g Hb（正常），排除 G6PD 酶缺乏病。

确证追踪结果：对病例的确证追踪佐证了本次黄疸症状的评估及原因推断基本正确，此次黄疸是 ABO 血型不合溶血病合并感染所致，排除 G6PD 酶缺乏所致黄疸（回答问题二）。

【症状评估后的处理】

（一）给予黄疸正确护理干预的理论基础

生理性黄疸的患儿一般情况好，无需处理，但须每日规律监测经皮胆红素的变化。早期予足量喂养，保持大便通畅有助于预防生理性黄疸进展为高胆红素血症。病理性黄疸者需积极降低胆红素水平，预防胆红素脑病发生，同时积极查找病因，对因治疗。

1. 降低血清胆红素，预防胆红素脑病

（1）光照疗法（以下简称光疗）：是降低血清未结合胆红素简单、安全、经济且有效的方法。光疗时皮肤浅层中的胆红素吸收光线后，由脂溶性变成水溶性，无须经肝脏代谢直接从胆汁、尿液中排出，减轻黄疸。

1）准确把控光疗指征：新生儿生后胆红素水平动态变化，因此很难用单一的数值来界定光疗标准，参考《新生儿高胆红素血症诊治指南（2025）》中的干预阈值判断方法，分为胎龄≥35周和胎龄<35周的光疗和换血标准，根据患儿胎龄、小时龄及是否存在胆红素神经毒性的危险因素指导光疗和升级治疗措施。其中，早产儿、高危新生儿（有窒息、感染、酸中毒、呼吸窘迫、低白蛋白血症等）可适当放宽光疗标准，给予积极光疗或预防性光疗，但也要警惕过度光疗对极低出生体重儿、超低出生体重儿的潜在危害。

2）光疗的实施：一般选择波长425～475nm的蓝光效果最佳，绿光或白光效果次之。光照强度8～10μW/（cm^2•nm）为标准光疗，光照强度大于30μW/（cm^2•nm）为强光疗。根据病情选择连续或间断光疗，严重高胆红素血症一般选择持续光疗，当STB达到或超过换血阈值以下2mg/dl时，应实施持续强光疗。

3）光疗护理：①光疗效果与皮肤暴露面积、光照强度及持续时间有关，应尽量保证患儿皮肤暴露。②光疗对视网膜黄斑、男婴外生殖器有损害，需做好遮挡保护。③光疗常见并发症包括发热、皮疹、腹泻、脱水和青铜症，轻者可继续光疗，重者需暂停光疗，待症状减轻。④光疗期间每2～4小时监测经皮胆红素水平，评估光疗效果，若经皮胆红素下降不明显，或者不降反升，应及时检查血清胆红素水平，并给予加强光疗或换血。⑤光疗主要作用于皮肤浅层组织，光疗后皮肤表皮黄疸消退并不能代表血中未结合胆红素达到正常值，所以在光疗期间应密切监测血清胆红素水平，一般12～24小时监测一次，接近或超过换血指征者，每4～6小时测定血清胆红素和红细胞压积。停止光疗后再连续监测2天，观察有无反跳现象，必要时再次光疗。

（2）药物治疗

1）白蛋白：白蛋白通过结合血中游离胆红素发挥预防胆红素脑病的作

用，白蛋白低于 30g/L 是高胆红素血症神经毒性的危险因素。专家共识推荐当血清胆红素水平接近换血值，且白蛋白水平<25g/L 时可补充白蛋白，剂量为 1g/kg，白蛋白水平正常时不需要额外补充。

2）静脉用免疫球蛋白（intravenous immune globulin，IVIG）：IVIG 可防止免疫性溶血时致敏红细胞继续被破坏，减轻溶血，减少胆红素生成，因此多用于血型不合溶血病患儿，不常规用药。在 STB≥换血阈值以下 34.2μmol/L（2mg/dl）时，可在 2～4 小时内给予 IVIG，剂量为 0.5～1g/kg，必要时 12 小时内重复给药 1 次。IVIG 与 NEC 有关，使用时应加强腹部体征观察。

（3）换血治疗：通过输入新鲜血液置换出患儿体内血液以快速降低胆红素水平，防止发生胆红素脑病。双倍血容量换血可使血中胆红素水平下降 45%～55%，效果较明显。换血指征参考《新生儿高胆红素血症诊治指南（2025）》中不同胎龄、体重的换血标准及各种高危患儿的换血建议。Rh 溶血病换血选择 Rh 血型同母亲，ABO 血型同患儿或 O 型血；ABO 溶血病首选 O 型红细胞和 AB 型血浆，紧急情况下也可选择 O 型血或同型血，总换血量为新生儿血容量的 2 倍，约 150～160ml/kg，红细胞和血浆的比例为（2～3）∶1。换血的途径包括脐动静脉同步换血、外周动静脉同步换血、脐静脉和外周动脉同步换血，换血全程约 1.5～2 小时完成。保障血液进出平衡及监护生命体征正常是换血过程中的关键护理环节。换血的同时应予强光疗。

2. 对因治疗　积极控制感染，胆道梗阻或畸形患儿予手术治疗缓解梗阻，红细胞增多症患儿给予补液和考虑部分换血。母乳性黄疸一般无需干预，但仍需监测胆红素值。在排除了其他病因后，若评估到母乳喂养是高胆红素血症仅存的可能因素，且患儿 STB 在安全范围内，高胆红素血症有望在 12 周龄前消退，则可继续母乳喂养。

3. 支持治疗　包括纠正缺氧、酸中毒和电解质紊乱，维持体温正常，纠正贫血等。患儿经口喂养充足时不需要常规补液，但经口喂养不足或达到升级治疗标准（STB 在换血阈值以下 2mg/dl，STB 快速上升）时需要静脉补液，维持体液平衡的同时也有利于降低血液的浓缩黏滞度，保障换血时出血顺畅，减少换血失败。

4. 病情观察

（1）生命体征监护和评估：常规监护生命体征，对重度高胆红素血症及胆红素脑病患儿，需加强对心率、呼吸、氧合和意识状态的评估。血氧饱和度下降、呼吸异常（增快、减慢或呼吸暂停）和心率增快可能提示溶血的持续发生和贫血加重，意识状态的轻微改变可能提示胆红素脑病的发生。

（2）皮肤黄疸观察和经皮胆红素监测：经皮胆红素测定是无创、动态的胆红素监测方法，黄疸患儿应常规监测和记录经皮胆红素。轻症者可每日监测4～6次，重度及以上高胆红素血症者应增加监测频次，加强光疗及换血患儿应每1～2小时监测一次。受光疗及皮肤色素等影响，经皮胆红素值与血清胆红素值不完全一致，光疗前常测量眉心、前胸、肩胛等取平均值，光疗后经皮胆红素值往往低于血清胆红素值，有文献建议取前胸遮盖部位测量经皮胆红素与血清胆红素值最接近。另外，胆红素水平较高时（不同测量设备界限值不同），经皮测量值可能低于实际血清胆红素水平，导致测量不准确，故此类患儿要加强关注，同时注意经皮胆红素测定属于床旁即时检测（point of care testing，POCT），需要进行定期规范的质控，包括室内质控及室间质控。

（3）胆红素脑病及神经系统病情评估：胆红素脑病是黄疸最严重的并发症，早期表现为肌张力减低、嗜睡、尖声哭、吸吮差，后出现肌张力增高、角弓反张、激惹、发热、抽搐，甚至死亡。低出生体重儿发生胆红素脑病时可能仅表现为呼吸暂停、突然的病情恶化，高危儿在较低胆红素水平也可能发生胆红素脑病，因此需着重评估意识、反射活动、肌张力、经口喂养能力等。

（4）大便和小便观察：大便排出不畅是影响胆红素代谢的重要因素，尤其是早产儿，需评估有无便秘。有胎粪性便秘患儿应采取积极的促进排便的措施，如抚触、灌肠等，减少胆红素的肝肠循环。其次评估大便颜色，陶土样便提示高结合胆红素血症。尿色异常加深时需要警惕高结合胆红素血症。

5. 一般护理

（1）喂养护理：轻症黄疸不影响喂养。母婴分离时建议采集和喂养母乳，确保新生儿摄入足量母乳。重度黄疸升级治疗的患儿应谨慎喂养，适量减少肠内喂养量。考虑输血和换血相关并发症，准备换血的患儿应短时禁食，必要时安置胃管排空胃内容物，直至换血结束2～4小时后，根据腹部体征评估是否重新开始喂养。

（2）皮肤护理：蓝光箱光疗的患儿尤其要加强皮肤护理，轻症患儿可每日沐浴保持皮肤清洁干燥。光疗刺激大便次数增多，需及时评估患儿排便情况，及时更换尿不湿。光疗皮疹量少者可予常规皮肤护理，皮疹量多者，评估光疗的利弊，可酌情考虑暂停光疗，实施间断光疗，皮疹处加强清洁护理，避免感染。

6. 健康教育和随访　由于黄疸是极为常见的新生儿早期症状，早期规律监测胆红素及制订合理的随访计划是及早识别高胆红素血症、及时干预、减少黄疸反复，减少再入院的重要一环。宣教的内容包括：①黄疸发生的原因和相关护理知识。②监测黄疸，识别脱水、嗜睡和激惹等神经系统异常症状。③识别喂养充足和不足的表现，排便的频次和促进排便的方法。④随访的频次和坚持随访的重要性。⑤G6PD 缺乏患儿指导家属避免常见诱因，例如樟脑丸、蚕豆、可诱发溶血的药物、感染等。

（二）该案例患儿的护理干预（回答问题三）

1. 加强光疗护理　根据胎龄 35 周以上高危儿换血参考标准，患儿已超过换血标准，快速完成查体和入院初步处理后予强光疗，评估光疗强度是否达到强光疗标准[光照强度大于 30μW/（cm^2•nm）]，必要时使用测量设备监测光疗强度。尽量暴露皮肤，使患儿暴露在光源正下方，确保有效照射，做好眼部、阴囊的遮挡保护。

2. 换血治疗及护理

（1）换血前准备

1）合血：快速完成合血标本采集和送检，以尽快准备好换血。

2）建立动静脉通道：选择经外周动静脉同步换血，分别在两侧肢体选择粗直大血管建立一条动脉和两条静脉通路（确保动、静脉在不同肢体侧），对动脉肢体进行适宜制动，保证换血时有效出血速度。使用 1～2U/ml 的肝素液对动脉管路进行抗凝处理，预防通道堵管。

3）输注 IVIG、白蛋白：遵医嘱静脉输注 IVIG 2.86g、白蛋白 2.86g。IVIG、白蛋白均对血管有一定刺激性，输液过程中做好对静脉通路的密切评估，预防药物渗漏导致的组织坏死，同时注意评估腹部体征，及时识别有无 NEC。

4）禁食、补液：为预防输血相关性 NEC 的发生，该患儿换血前予禁食，安置胃管抽出胃内存余奶汁。遵医嘱静脉输入 5% 葡萄糖液，使用输液泵精确控制输液速度，补液及静脉输注 IVIG、白蛋白时，每两小时监测血压，评估体液负荷情况。

5）镇静：换血开始前遵医嘱静脉缓慢注射苯巴比妥镇静，适当约束肢体，促进换血过程顺利进行。

6）备好急救物品。

（2）换血护理：①双人执行输血三查八对，共同设置和确认输血端和出血端所有输血泵设置的速度和液体总量，同时启动所有的输血泵，确保输血安全和出入量平衡。②密切监护，有动、静脉通路的两侧肢体处于伸直状态，保证血液进出顺利。③专人特级护理，密切监护输血泵上血液出入速度及出入量平衡，差值最多不超过 10ml，输入过多时警惕循环负荷过重、心衰，出量过多时警惕医源性失血性贫血、失血性休克。密切监测患儿面色及皮肤颜色、反应、呼吸、心率、血氧饱和度等，每小时测量血压、监测和记录血糖和经皮胆红素。④换血结束后持续观察有无不良反应；观察换血部位有无皮肤颜色异常，警惕动静脉栓塞。

(3) 换血后护理：继续予强光疗，密切监测生命体征。关注有无输血不良反应；观察皮肤黄疸消退情况，换血结束及换血后4小时复查STB，警惕再次溶血导致STB升高；关注血红蛋白水平，了解贫血的纠正情况，以便必要时再次输入红细胞纠正贫血。

3. 感染防控和护理　予床旁隔离，接触患儿应穿着隔离衣戴手套。遵医嘱及时静脉输入抗生素，控制感染，抗生素治疗前采集血培养标本送检。

4. 一般护理及健康宣教参见上文“给予黄疸正确护理干预的理论基础”部分。

【黄疸评估的注意事项】

1. 综合症状评估　新生儿黄疸大多病情不重，黄疸严重者往往以呼吸、循环、神经系统异常（如呼吸困难、心动过速、反应低下、抽搐）等为突出表现，而以黄疸为伴随症状，应注意评估全面。

2. 黄疸评估的重要目的　黄疸评估的重要目的是识别黄疸程度及鉴别原因，为及时采取有效干预，避免黄疸进展为胆红素脑病提供重要依据。新生儿中枢神经系统对胆红素的敏感水平有个体差异，尤其是早产儿、低出生体重儿，有可能在推荐的换血标准以下就发生胆红素脑病。因此，医务人员应对黄疸患儿进行持续的关注和评估，尤其是伴随症状评估，当黄疸病程中出现新的伴随症状，例如心率异常、呼吸暂停、反应低下、食欲下降等，应引起足够重视。

3. 黄疸原因推断　新生儿诸多疾病都可能引起黄疸表现，甚至黄疸是唯一表现，不能先入为主认为是生理性黄疸、单纯新生儿高间接胆红素血症等，也有可能是多种因素混合导致的，需要根据黄疸可能的原因逐一梳理。

4. 正确看待生理性黄疸　大多新生儿都有生理性黄疸的自然发展与消退过程，但生理性黄疸也可能因感染、胎便排出不畅、喂养不当等各种原因进展为病理性黄疸。因此，需早期关注黄疸的进展情况并实施必要的症状评估，新生儿应该常规监测经皮胆红素值，依据患儿胎龄、体重、日龄、临床表现等给予正确干预。

（杜娜娜　王　媛　郭雪梅）

中英文名词对照索引

J

L

M

N

O

P

Q

S

T

W

参考文献

[1] 霍怡萱，彭程，侯新琳，等. 美国儿科学会新生儿高胆红素血症临床指南修订：胎龄 35 周及以上新生儿高胆红素血症的管理[J]. 中华新生儿科杂志，2023，38(9)：513-524.

[2] 巨容，包蕾，母得志，等. 新生儿低血糖临床规范管理专家共识(2021)[J]. 中国当代儿科杂志，2022，24(1)：1-13.

[3] 刘誉，杨慧霞. 2020 年美国妇产科医师协会分娩后延迟脐带结扎的专家共识解读[J]. 中华妇产科杂志，2021，56(7)：516-518.

[4] 邵肖梅，叶鸿瑁，丘小汕. 实用新生儿学[M]. 5 版. 北京：人民卫生出版社，2019.

[5] 沈巧，郑显兰，史源，等. 中国新生儿疼痛管理循证指南(2023 年)[J]. 中国当代儿科杂志，2023，25(2)：109-127.

[6] 石晶，母得志，陈大鹏. 新生儿疾病症状鉴别诊断学[M]. 北京：科学出版社，2020.

[7] 中国抗癫痫协会脑电图与神经电生理分会新生儿脑电图学组. 新生儿振幅整合脑电图临床应用中国专家共识(2023)[J]. 中华新生儿科杂志(中英文)，2023，38(3)：129-135.

[8] 中国新生儿复苏项目专家组，中华医学会围产医学分会新生儿复苏学组. 中国新生儿复苏指南(2021 年修订)[J]. 中华围产医学杂志，2022，25(1)：4-12.

[9] 中国医师协会新生儿科医师分会循证专业委员会，中国医师协会新生儿科医师分会呼吸专业委员会. 2020 新生儿机械通气时气道内吸引操作指南[J]. 中国当代儿科杂志，2020，22(6)：533-542.

[10] 中国医师协会新生儿科医师分会循证专业委员会. 新生儿坏死性小肠结肠炎临床诊疗指南(2020)[J]. 中国当代儿科杂志，2021，23(1)：1-11.

[11] 中国医师协会新生儿科医师分会循证专业委员会. 早产儿喂养不耐受临床诊疗指南(2020)[J]. 中国当代儿科杂志，2020，22(10)：1047-1055.

[12] 中华医学会儿科学分会新生儿学组，中国医师协会新生儿科医师分会感染专业委员会. 新生儿败血症诊断及治疗专家共识(2019 年版)[J]. 中华儿科杂志，2019，57(4)：252-257.

[13] 中华医学会儿科学分会新生儿学组，中华儿科杂志编辑委员会. 新生儿惊厥临床管理专家共识(2022 版)[J]. 中华儿科杂志，2022，60(11)：1127-1133.

[14] 中华医学会儿科学分会新生儿学组，中华儿科杂志编辑委员会. 新生儿高胆红素血症诊治指南（2025）. 中华儿科杂志，2025，63（04）：338-350.

[15] AMERICAN COLLEGE OF OBSTETRICIANS AND GYNECOLOGISTS'COMMITTEE ON OBSTETRIC PRACTICE. Delayed umbilical cord clamping after birth：ACOG committee opinion summary，number 814[J]. Obstet Gynecol，2020，136（6）：e100-e106.

[16] SWEET D G，CARNIELLI V P，GREISEN G，et al. European consensus guidelines on the management of respiratory distress syndrome：2022 update[J]. Neonatology，2023，120（1）：3-23.

[17] 林新视，李正红，常艳美，等. 早产儿肠内营养管理专家共识（2024）. 中国当代儿科杂志，2024，26（06）：541-552.

[18] EMBLETON ND，JENNIFER MOLTVS，LAPIUONNEA，et al. Enter Nutrition in Pretern Infants（2022）；A Position Paper From the ESPGHAN Committee on Nutrition and Invited Experts. J pediatr Grostroenterd Nutr，2023，76（2）：248-268.

28